トラウマ
インフォームド
サポート
ブック

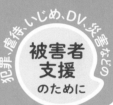

被害者
支援
のために

犯罪、虐待、いじめ、DV、災害などの

大岡由佳

編著

中央法規

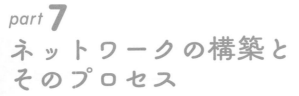

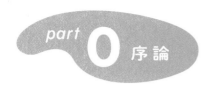

part 0 序論

トラウマの視点をもって
被害者支援をするために

　被害者は、自分の身近にはいないと思い込んでいませんか？　被害者の存在は見えていないだけで、身近に溢れています。

　殺人、傷害、強制性交等、交通事犯に加え、虐待やDV、いじめやハラスメント、ヘイトクライムなども加えると、被害者は膨大な数となります。しかし、現在の日本では、被害者は潜在化しており、ごくごく一部の被害者しかサポートを受けていません。被害者として認識をされていない被害者も多数にのぼります。

❶ トラウマを抱える人の多さ

　実際、トラウマを負った人は、「トラウマを一人で抱えている」人が非常に多いとされています。トラウマを負ったことを家族や知人しか知らないという場合も多く、専門職をはじめとした第三者に関与してもらったことのない、トラウマを負った人は数多といます。何らかの医療機関につながる人も、さらに

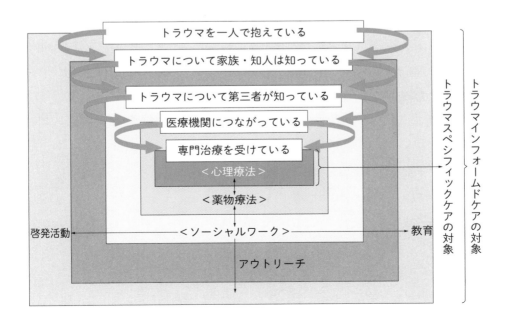

少なく、トラウマの専門治療（トラウマスペシフィックケア）につながっている人は、限られています。結果、地域の至るところで、傷を有しながら生活をしている人々がいるのです。

❷ トラウマスペシフィックケアとトラウマインフォームドケア

　日本の課題として、薬物療法も含めたトラウマの専門治療（トラウマスペシフィックケア）がもっと社会に行きわたり、そこでケアが進んでいくことが大切です。しかし同時に、トラウマを負った人の生活を支える視点から、どうサポートするのがよいかについてのノウハウの共有が求められています。ソーシャルワークの観点からトラウマインフォームドなかかわり方を知り、実践していくことも大切な視点です。

❸ トラウマインフォームドケアとは

　トラウマインフォームドケアとは、被害者が受ける深刻な被害状況（トラウマ）やその影響について社会や人々が共有して対応する社会づくりを指しています。アメリカのSAMHSA（Substance Abuse and Mental Health Services Administration）によると、トラウマの影響を理解して（Realize）、トラウマのサインに気づいて（Recognize）、トラウマに配慮した対応をして（Respond）、そして再トラウマ化を予防する（Resist re-traumatization）という4Rの視点（トラウマインフォームドな視点）が大切だとされています。これは、被害者支援の相談支援の土台ともいえます。つまり、トラウマのことを認識してかかわるトラウマインフォームドな姿勢は、被害者の相談支援を行うなかで二次被害を与えないためにも重要な視点の1つです。支援の端々にトラウマインフォームドなかかわりが求められています。

❹ 本書の構成

　そこで、本書では、part1で、被害者支援の相談援助の土台として押さえておくべきトラウマインフォームドな視点についてふれたうえで、part2で、そのトラウマが及ぼす影響について説明しています。part3からは各論として、被害者、特に犯罪被害者の相談支援を行ううえで知っておくべきことを掲載しています。被害者の実情（part3）、支援のノウハウと留意点（part4）を押さえたうえで、事例でみるトラウマインフォームドな対応（part5）で相談支援のイメージを膨らませます。また、part6で、相談支援を行ううえで知っておくべき社会資源を学び、part7で、ネットワークを構築するためにどのように

その社会資源を活用していくかについて述べています。part8 では、よりトラウマインフォームドにかかわる必要のある被害者事例を、相談支援で担えるポイントごとに整理してあげています。最後の part9 では、被害者支援を行う現場の支援者が押さえておくべきトラウマについて取り上げています。なお、それぞれの単元の合間で、トラウマインフォームドな対応をするのに必要な視点を示すコラムやコーヒーブレイクを多数交えています。

❺ 本書の読み進め方

　本書の読み進め方ですが、はじめから順を追って読む必要はありません。事例、コラム、コーヒーブレイクなど、目にとまったところから読んでいただけると幸いです。

　また、この書籍の用語の使い分けですが、トラウマインフォームドな視点を共有する part1 ～ 2 では「トラウマを負った人」と使い、part3 ～ 9 では被害者支援の現場が中心になりますので、「被害者」や「犯罪被害者等」と、主語を変えています。それぞれの現場で適切な呼び方をイメージして、読み進めてもらえるとうれしいです。また、トラウマを負った人が診断されることのある PTSD は、ICD–11 に準拠して、心的外傷後ストレス症に統一しています（DSM–5 の診断基準では心的外傷後ストレス障害と呼称）。

❻ 本書の対象

　本書の具体的な対象は、地方自治体における犯罪被害者支援総合的対応窓口の担当者や、都道府県警察における被害相談窓口の担当者、保護観察所の被害者担当官／保護司、被害者支援センターの担当者、また、保健所、精神保健福祉センター、医療機関などの相談援助職（精神保健福祉士、社会福祉士、医療ソーシャルワーカーなど）、看護職（保健師、助産師、看護師など）に向けて書かれたものです。トラウマスペシフィックケアにあたられる臨床家の先生方にも手に取っていただけたら、地域の支援者と連携していくうえで何かの参考になるかもしれません。

　なお、本書は、一人でも多くの被害者が早期に適切な支援を受けることのできる社会の実現を願い、被害者等の支援に携わってきた対人援助職が協働し作成しました。犯罪被害者等暮らし・支援検討会（くらしえん）の『犯罪被害者等相談支援マニュアル──はじめて担当になったあなたへ』の再改正版となっています。また、本書作成にあたっては、JST RISTEX JPMJRX17G6（プロジェクト名「トラウマへの気づきを高める"人―地域―社会"によるケアシ

ステムの構築」）の助成により、トラウマインフォームドな社会づくりの実践的研究を進めさせていただくなかで着想を得たものでした。現在、トラウマインフォームドな被害者支援を草の根レベルで推進している TICC（こころのケガを癒やすコミュニティ事業）の関係者の皆さまの支えなくして日の目を見ることのなかった賜物でもあります。本書の発想の中核を担うトラウマインフォームドな発想については、Elizabeth Power, M.Ed.（Adjunct Instructor, Dept of Psychiatry Georgetown University）に多くのことを学ばせていただきました。この場を借りて深く御礼申し上げます。

【こころのケガを癒やすコミュニティ事業】
https://www.jtraumainformed-tic.com/

　一人でも多くの方に手に取ってもらうことで、トラウマインフォームドな被害者支援が進んでいくことを願ってやみません。

2023 年 3 月　　　　　　　　　　　　　　執筆代表　大岡由佳

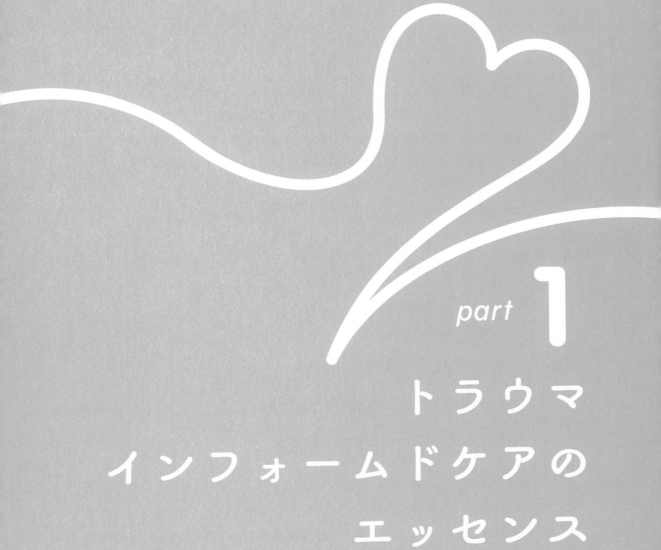

part **1**

トラウマ
インフォームドケアの
エッセンス

1 トラウマの枠組み

本書をお読みくださっている方に、質問です。

会議やイベントなど、自分の慣れない環境に入っていくときのことを考えてみてください。そのとき、何によって、受け入れられた、ここは安全だ、ここにいていいんだと感じますか？

「トラウマインフォームドケア」とは、「トラウマ（心的外傷）」について「インフォームド（十分に知識をもって）」「ケア（かかわること）」を指しています。

しかし、「トラウマインフォームドケア」は、何かの技法や治療法ではありません。「ケアを行う1つの視点」であり、「人々の経験を理解すること」であり、「話し方」に必要な考え方の1つです。では、「トラウマ」とは何を指しているのかみてみましょう。

1 トラウマの定義

❶ トラウマの用語が指すものとは？

「トラウマ」という言葉は、日本では1995年に起こった阪神・淡路大震災のときに、「心のケア」や、「心的外傷後ストレス症（PTSD）」「トラウマケア」といった用語とともに知られるようになりました。その後、トラウマという言葉は、「○×は私のトラウマなの」といったように、日常会話のなかでも使用されるようになりました。

「トラウマとは何か」と問われると、「心的外傷」と訳されることが多く、何らかの大きなストレスフルな出来事が過去にあって、それが現在にも影響を及ぼしているような意味で使われます。現在、トラウマによる心身の影響を表す定義でよく用いられているものが、米国精神医学会のDSMや世界保健機関（WHO）のICDによるPTSDの診断基準となります。例えば、DSM-5の診断基準によると、PTSDは、実際に、または危うく死ぬ、重傷を負う、性的

暴力を受ける出来事にさらされた場合。出来事を直接体験する、直に目撃する、耳にする、不快感を抱く細部にさらされたとき（PTSDの診断基準）に生じるものとされています（part2参照）。

しかしながら、ここでいう「トラウマインフォームドケア」が指す「トラウマ」は、医学的な狭義の定義よりも広い範囲を指しています。米国薬物乱用精神保健管理局（SAMHSA）の「SAMHSAのトラウマ概念とトラウマインフォームドアプローチのための手引き」では、「個々のトラウマは、出来事（Event）や状況の組み合わせの結果として生じます。それは身体的または感情的に有害であるか、または生命を脅かすものとして体験（Experience）され、個人の機能的および精神的、身体的、社会的、感情的またはスピリチュアルな幸福に、長期的な悪影響（Effect）を与えます」[1] としています。

このEの頭文字をとって、3E（Event－Experience－Effect）と呼んでいます。

図表1－1　トラウマを構成する3つのE

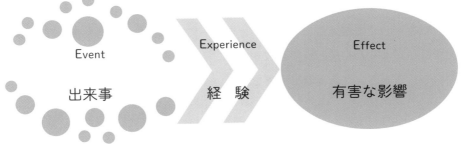

Event　出来事　Experience　経験　Effect　有害な影響

資料：SAMHSA's Trauma and Justice Strategic Initiative, *SAMHSA's Concept of Trauma and Guidance for a Trauma-Informed Approach*, 2014. をもとに筆者作成

❷ トラウマな出来事の例

では、2つ目の質問です。

次の3つの事例は「トラウマ」となる出来事でしょうか？

事例1）夜の10時頃、仕事の帰りにコンビニエンスストアに立ち寄り、その後、わき道にそれたところで、急に不審者が背後にいることに気づいた。暴行を受けたうえ、荷物を盗られた。

事例2）「息子が学校に高価なジーンズをはいていったところ、学校で冷やかされた」と悲痛な声で母親が訴えた。母親によると、息子が「自殺したい」と言っている。

事例3）翌日に同級生と初デートする娘。指にささくれができていることを発見し、「これはトラウマになるわ」と母親に叫んだ。

事例 1 は明らかに「トラウマ」といえるでしょう。もしかしたら、その後、PTSD を発症するリスクもあります。では、事例 3 はいかがでしょうか。母親が「(ささくれを) 爪切りで切れば?」と促せば、それで事なきを得て、「行ってきます!」と次の日は嬉々として出かけていくことでしょう。圧倒されるような出来事ではなく、自分の感情が動揺しても、その後、ちゃんと行動できる類の出来事です。

　一方、事例 2 はどうでしょうか。医学的な基準からすると、事例 2 は、PTSD の対象にはならないであろうトラウマです。しかし、母親も息子も自己調整ができないで動揺しているようです。支援者ならこのような母親に、「次からは安いジーンズで息子を登校させたら?」と言わないと思います。息子にとっては、自殺したいくらいに圧倒されることとしてとらえられる出来事なのです。この後、息子が不登校になることも考えられます。トラウマインフォームドケアでは、これはトラウマとなり得る出来事の 1 つとみなされるのです。

　つまり、出来事がトラウマティックなものになるか否かを決めるのは、個々の主観的な体験であるとされます。

　人にはトラウマティックでないと思える出来事でも、出来事 (Event) や状況の組み合わせの結果としてトラウマとなってしまうことがあります。認知・発達課題がある人々にとっても然りです。そのような柔軟な発想をもち合わせながら、さまざまな人々の出来事をみていく必要があります。

2 トラウマのタイプ

　トラウマインフォームドケアでいうトラウマが示す出来事は、広義の定義で指す「トラウマ」となり、さまざまなものが含まれます。大きく 5 つのタイプのトラウマがあるといわれています。

単回性のトラウマ	予期しないもので、人を圧倒させるような出来事。例えば、自然災害、事故、暴行傷害、突然の死、性的暴行、殺人など。
複雑／繰り返されるトラウマ	絶え間なく起こる虐待、DV、裏切り行為など。
発達にかかわるトラウマ	子どもが大きくなる過程で絶え間なく起こり、健全なアタッチメントや発達を妨げるもの。ネグレクトや身体的虐待、性的虐待、情緒的虐待など。逆境的小児期体験*1を含む*2。
世代間トラウマ	トラウマを負った人と一緒に暮らす人々が経験することがある心理的・情緒的な影響を意味する。トラウマに支配された対処行動や適応のパターンや癖が、次世代まで受け継がれてしまうことがある。差別、貧困なども含むこともある。
歴史的トラウマ	大規模な集団犯罪によって、生涯にわたり、世代を超えて蓄積される感情的・心理的な傷のこと。これらのトラウマは、支配的な集団によってもたらされる。大量虐殺や奴隷制度、戦争など。大規模な犯罪事件もここに位置づけられる。

＊1：逆境的小児期体験（ACEs：Adverse Childhood Experiences）とは、子どもが家庭内で 18 歳までに経験した、次の 10 項目（①心理的虐待、②身体的虐待、③性的虐待、④身体的ネグレクト、⑤情緒的（心理的）ネグレクト、⑥家族の離別、⑦家庭内暴力（DV）の目撃、⑧家族の物質（アルコール・薬物）乱用、⑨家族の精神疾患、⑩家族の収監）を指します。

＊2：Substance Abuse and Mental Health Services Administration, *TIP57 : A TREATMENT IMPROVEMENT PROTOCOL : Trauma-Informed Care in Behavioral Health Services*, p.42, 2014. より引用。

出典：TIP Project Team, *Trauma-Informed Practice Guide*, p.6, 2013.

図表 1—2　トラウマインフォームドケアにおけるトラウマの 5 つのタイプ

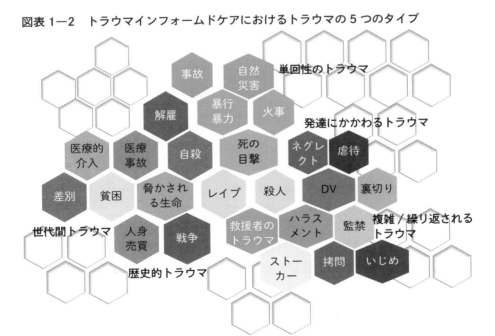

トラウマインフォームドケアのエッセンス

3 トラウマの影響

　心的外傷的出来事（トラウマ）は、自分の対処能力を超えた体験です。

　このような体験をすると、人や社会の安心感や安全感、人や社会への信頼感が崩れ落ちてしまいます。その影響は、心理（こころ）、身体（からだ）、行動に現れることが知られています（part2 参照）。

図表 1—3　トラウマとその影響

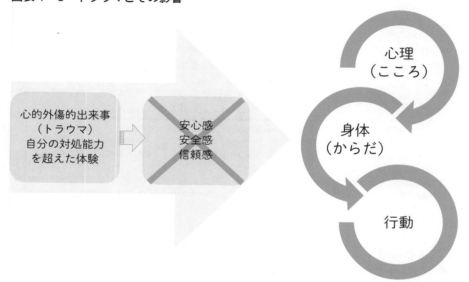

　特に、子どもの頃に何らかのトラウマを負うと、その影響は深刻です。「発達にかかわるトラウマ」であげた「逆境的小児期体験」を経験すると、有害なストレス（toxic stress）として脳の発達に変化を及ぼし、ストレスに応答できるよう身体が影響を受けるため、成人になったときに慢性的なメンタルヘルス問題や薬物使用につながることが知られています。

　ある調査の結果では、犯罪被害でも、「その被害にあったときが若ければ若いほど、その影響は大変大きく、メンタルヘルスの不全につながっていました」[2]と示されています。トラウマの影響については、part2、3 でもみていきますが、さまざまな形で影響が生じていくことが知られています。

2 トラウマインフォームドケアの位置づけ

1 トラウマインフォームドケアの範囲

　「トラウマインフォームドケア」と片仮名で呼ばれることからも、この概念が海外からきたものであることは想像に難くないでしょう。北米では1990年代から、トラウマへの対応が、精神保健福祉や薬物乱用防止に必要であるという理解のもと、トラウマインフォームドケアの考えが温められてきたといいます。メンタルヘルスの不全や薬物使用をしている人たちの背景には、虐待等のトラウマになる体験があることが強調されるようになっていったのです。また、トラウマを体験した人々のトラウマ反応は、行動上の問題として顕在化することも多く、欠席・欠勤等といった教育や職業上の問題として現れたり、罪を犯して少年司法へとつながっていったりすることも指摘されるようになりました。多様なトラウマ体験やトラウマ反応の理解が深まるにつれて、そのケアについて開発が進み、さまざまなケアモデル※1 が生み出されています。トラウマを体験した人々に適切なサービスを提供しようとする流れが強まるなかで、北米では、2017年と2018年にトラウマインフォームドケアにからむ法案が議会（上院、下院）を通過しました。

　現在は、このトラウマインフォームドな考えが、州単位で施策に反映されて、学校、医療機関、市民教育、地域づくりに活用されています。その施策の法案では、トラウマインフォームドケアとは、次のようなものだと位置づけています。

※1　2015年時点でSAMHSAが推奨するTICプログラムとしては、ATRIUM（Addiction and Trauma Recovery Integration Model）や、Essence of Being Real, Risking Connection®（TI-MEDを含む）、Sanctuary Model®、Seeking Safety, TAMAR（Trauma, Addictions, Mental Health, and Recovery）、TARGET（Trauma Affect Regulation：Guide for Education and Therapy）、TREM and M-TREM（Trauma Recovery and Empowerment Model）など、さまざまな機関・団体が提供しているものがあります。TICにからむ論文のシステマティックレビューの分析においては、6つ（Attachment, Self-Regulation, and Competency Framework, Six Core Strategies, Collaborative Problem Solving, Sanctuary Model, Risking Connection, The Fairy Tale Model）をTIC実践と評価が報告されているモデルとしてあげています。

> 　トラウマインフォームドケアは、トラウマの影響を受けた子ども、大人、家族、コミュニティへ支援を行っていくために、より理解をして、より効果的な方法で行うためのアプローチである。
>
> 　トラウマインフォームドケアは、治療や介入ではなく、トラウマを経験した人々が、健康で前向きな生活を送るために、強み（ストレングス）と回復力（レジリエンス）を認識し、問題を乗り越えることができるよう支援するための、原則に基づいた文化変容プロセスである。
>
> 　職場、コミュニティ、政府の施策において、トラウマインフォームドアプローチを採用することは、有害なストレスやトラウマの影響を受けた人々の精神的、感情的、身体的、社会的問題を予防するのに役立つ可能性がある。

出典：H.Res.443-Recognizing the importance and effectiveness of trauma-informed care, 2018.

　つまり、トラウマインフォームドケアとは、トラウマに着目した社会を変えるアプローチといえるのです。

2 トラウマインフォームドケアの対象

　では、トラウマインフォームドケアの対象は、誰でしょうか。トラウマインフォームドケアの定義をめぐっては、海外でさまざまな研究者や実践者が持論を展開してきました。2010年にホッパー（Hopper, E. K.）らが、それらをまとめて、次のような定義を打ち出しています。

> 　トラウマインフォームドケアとは、トラウマの影響を理解し対応することに基づき、サバイバーや支援者の、身体・心理・情緒の安全性に重きを置く。また、サバイバーが、コントロール感とエンパワメント感を回復する契機を生みだすストレングスに基づいた枠組みである。

出典：Hopper, E. K., Bassuk, E. L., Olivet, J., *Shelter from the Storm：Trauma-Informed Care in Homelessness Services Settings*, The Open Health Services and Policy Journal, 3(2), pp.80 ～ 100, 2010.

　つまり、トラウマインフォームドケアの対象は、トラウマを負った人々（トラウマサバイバー）だけではなく、トラウマを負った人々を支える支援者も入っているのです。

　石を湖に投げると波紋が広がるように、トラウマを負った人の話を聞いたり接したりすると、支援者側にも何かしらのトラウマの影響が伝染していくことが知られています（part9 参照）。そのため、トラウマを負った人も、その支援にあたる人も、トラウマインフォームドケアの対象になります。

3 トラウマインフォームドケアの方法

　ここでは、トラウマインフォームドケアという言葉について説明していますが、トラウマスペシフィックケア／サービスと呼ばれるものがあります。

　トラウマスペシフィックケアとは、トラウマ治療のスキルをもった専門家が、トラウマがあり、苦痛が生じている人にトラウマに特化した技法を使って治療していくことを指しています。

　一方、トラウマインフォームドケアとは、治療や介入ではありません。トラウマサバイバーや、支援者、支援者の機関と一体になって、トラウマインフォームドケアのプロセス（例えば、後で説明する4R）に基づいてトラウマを負った人と一緒に取り組むものです。方法としては、トラウマサバイバーと一緒に、生じている問題がトラウマの影響による適応であることを認識し、よりよい対処行動を学び、安全感を高めることができるようにサポートします。ストレングスを育てることも重要です（図表1—4）。

図表1—4　トラウマインフォームドケアとトラウマスペシフィックケア

トラウマインフォームドケア	トラウマスペシフィックケア
組織のあらゆるレベルで一体となって取り組む。	トラウマの後遺症を治療するために開発されたトラウマ治療の訓練を受けた専門家によって行われる。
トラウマを負った人にトラウマ歴があるかどうか、そしてその病歴が明かされているかどうかは問わない。	トラウマを負った人はトラウマがあったことを認めている。
方法： ・あらゆる問題になる行動が、トラウマの影響による適応であることを共有する。 ・現在の苦痛を軽減するため、適切な対処行動を学び、安全感を高めることができるようサポートする。 ・ストレングスを育てる。	方法： ・トラウマに特化した技法を使う。
支援者はトラウマを負った人からトラウマのストーリーを求めたりすることはない。診断に焦点をあてない。	カウンセラーはトラウマを負った人のトラウマについて深く探求し続ける。
トラウマインフォームドサポートは、トラウマスペシフィックサービスを含めていない。	トラウマスペシフィックケアは、トラウマインフォームドサポートを含めている。

資料：Nancy, P. & Lorraine, G., *Becoming Trauma Informed*, Centre for Addiction and Mental Health（camh）, Chapter20, p.260, 2012. をもとに筆者作成

3 トラウマインフォームドケアのプロセス

　具体的にどのようなトラウマインフォームドケアの実践を行えばよいのかについて、2014年にSAMHSAによって出版されたガイドライン[3]にある、4Rの視点にそって説明していきます。

図表1-5　4R

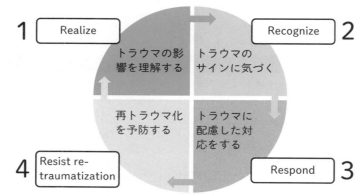

資料：SAMHSA's Trauma and Justice Strategic Initiative, *SAMHSA's Concept of Trauma and Guidance for a Trauma-Informed Approach*, 2014. をもとに筆者作成

　4Rとは、トラウマの影響を理解して（Realize）、トラウマのサインに気づき（Recognize）、トラウマに配慮した対応をして（Respond）、再トラウマ化を予防する（Resist re-traumatization）視点です。

　ここでは、4コマ漫画（1、2、3、4）に従って、それぞれの特徴をみていきたいと思います。4コマ漫画の1は、教職員の研修場面です。「トラウマ反応とは……」とトラウマ（心のけが）について学んでいます。2は、研修を受けた教師が担任として授業をしている場面です。外から救急車のサイレンが聞こえてきました。生徒の1人の様子が少しおかしいようです。3は、サイレンの音を聞いてガタガタ震えている女子生徒がいる場面です。もしかすると交通事故にあった父親のこととつながっているのではと思い、教師が対応しようと

するところです。4は、担任の教師が女子生徒を保健室に連れていった場面です。まずはゆっくりと深呼吸をしながら落ち着かせています。また同じような状況になったときに混乱しないよう、保健室の養護教諭が対処方法を一緒に考えようとしているところです。では、一つひとつみていきましょう。

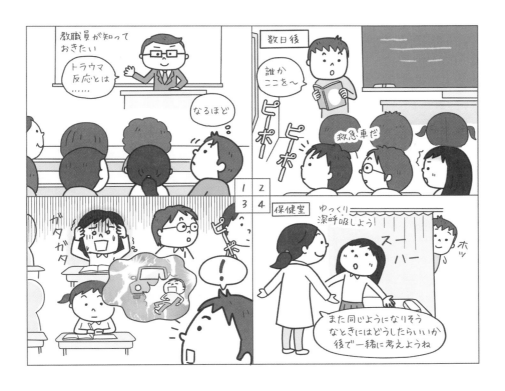

1 トラウマの影響を理解する（Realize）

　身近に溢れているトラウマとなる出来事に遭遇する人々がどれくらい存在するか、想像がつきますか。

　4コマ漫画の教師も初めてトラウマのことを学んでいるようです。

　トラウマとなる出来事への遭遇率を知り、そのトラウマの影響に想いを馳せてみることが、4Rの1つ目「トラウマの影響を理解する」にあたります。

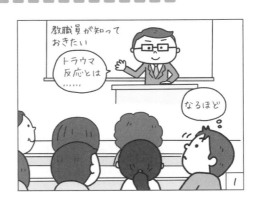

60%　　　32%　　　23%

part

1
2
3
4
5
6
7
8
9

トラウマインフォームドケアのエッセンス

015

これは、トラウマとなる出来事を経験している人についての値（％）です。

何らかのトラウマ的出来事の体験、トラウマ的死別や身体的暴行などがある人は、全体で約60％にのぼりました[4]。なお、「愛する人の予期せぬ死（トラウマ的死別）」は約24％で、一般の人に最も多いトラウマとなり得る出来事です[5]。

日本で行われた、20歳以上の一般人2400名を対象にした調査によると、18歳までに1つ以上の逆境的小児期体験のある人は、約32％でした[6]。なお、精神障害者の場合には、その体験のある人は約61％に跳ね上がることがわかっています[7]。

さらに、配偶者からの被害、すなわち身体的暴行、心理的攻撃、経済的圧迫、性的強要のいずれかを受けたことがある人は、約23％でした[8]。女性は4人に1人、男性は5人に1人の割合で、被害経験があるという結果でした[9]。

前記でみた数は、トラウマを負っているかもしれない人々の値です。このようなトラウマについて理解をし、身近にそのような体験をした人がいないかアンテナを張っておくことが、トラウマインフォームドケアの第一歩です。

2 トラウマのサインに気づく（Recognize）

4コマ漫画の女子生徒は、救急車の音によって、おそれおののき、ガタガタし始めています。

トラウマは、心的外傷の言葉のとおり、心のなかに起こるものなので、その傷自体は見えません。

例えば、理解しづらい対象者の感情の表出があったとき、支援者は、

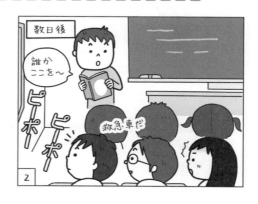

行動だけに目を向け対処しようとしがちです。具体的にはリストカットした人に対して、傷の手当てだけして帰す救急医療対応などがよい例です。しかし、そのリストカットという行動を引き起こした感情の背景にはトラウマが根差していることがあります。言葉や場所やにおいだけではなく、考え（どうせ私なんて……）や記憶（手をあげられたこと）がトラウマ反応を引き起こすリマインダーになります。そのとき、対象者の頭のなかでは、①現状に集中すること（今、ここにいるということの認識）、②何が起きているのかを理解すること、③感情の統合、④体験に意味を見出すことができなくなります。そして、3F（Fight, Flight, Freeze）のいずれかの行動を呈するのです。

Fight（闘争反応）	イライラ、喧嘩腰、衝動的、自制心がきかない、目を吊り上げて怒る、すぐに反応、防衛的になる、不注意になる 等
Flight（逃走反応）	人を避ける、休めない、無秩序、不安、おそれ、びくびくする 等
Freeze（凍りつき反応）	麻痺する、動けない、強迫的、孤立する、不愛想、簡単に諦める、無応答になる 等

　3F 反応は、「動物の恐怖への反応」として、差し迫った危機的状況において、戦うか逃げるか身動きを止めるかで生き延びてきたため備わったと考えられているものです。人間の場合は、高次な脳があるために、脅威となる出来事に遭遇しているときはもちろん、遭遇していないときにも、フラッシュバック等によって同じような反応が引き起こされることがあります。

　なかには、闘争・逃走反応や凍りつき反応が出るなかで、感情を抑えられず、自分の行動を制御できないままトラウマを再演[※2]してしまうこともあります。

　これらの行動の背景に、トラウマがあるかもしれない、トラウマを負った人が適応およびコーピングをしようと最大限の努力をしていることかもしれないと思ってみる視点が大切です。そのようにしかふるまえないことが、その人をどのように助けているかと考えてみるのです。

3　トラウマに配慮した対応をする（Respond）

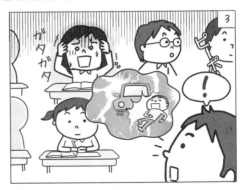

　4 コマ漫画の女子生徒に、教師がそっと問いかけたところ、救急車のサイレンの音が、交通事故で亡くなった父親のことを思い出させたことがわかりました。そのため、そっと教室から退席してもいいと伝えました。その際の教師の女子生徒への問いかけでは、どのように口火を切ったのでしょうか。

　このような状況では、いつもと様子が違うのを見かねて、「どこが悪いので

※2　再演とは、トラウマとなるような出来事を自ら繰り返すことを指します。自ら進んで危険な場所や好ましくない関係性に向かっていっているようにみえますが、それは「トラウマ反応」の1つです。養育者から身体的虐待を受けてきた人は、養育者とは別の生活になった後でも何らかのトリガー（きっかけ）によって、フラッシュバックが起こり、暴力が出てしまったりします。また、性被害にあった子どもが、その後、恐怖からひきこもるのではなく、派手な服を着て、夜の街に出て行ったり、異性を挑発したかのような行動をしてしまったりすることなどもあります。

すか？（What's wrong with you?)」といった質問をしがちです。しかし、これはその人の内部に悪いところがあることを想定した質問です。

　トラウマインフォームドな対応では、「何が起こったのですか？／何があったんですか？（What happened to you?)」と質問することが推奨されています。問題になっているのは、その人のなかに起こっていることではなく、外からきたものだ、と想定した質問です。

　「何が」という形式の質問は、オープン・クエスチョンと呼ばれるものです。話が広がりやすく、得られる情報も多くなるとされています。

4 再トラウマ化を予防する（Resist re-traumatization）

　4コマ漫画の女子生徒は、教室を抜け出し、保健室に行きました。保健室の養護教諭は、女子生徒が落ち着きを取り戻せるように、呼吸法などを一緒に試しています。今後、フラッシュバックが起こったときの適切な対処を養護教諭とともに探そうとしています。

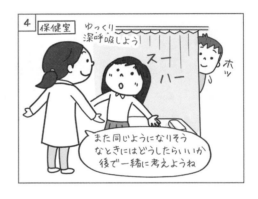

　トラウマインフォームドケアでは、症状はトラウマの適応とみなし、より適切に対処できる方法を考えていきます。フラッシュバック時の対応や、ストレス軽減のための適切な方法は、支援者とともに模索します。ヨガ、アート、音楽、ウォーキングなど、その人に合うものをいろいろと試していきます。

　実は、トラウマを負った人は、周囲の人々のトラウマへの理解が少ないために、不適切な対応がなされるなかで再トラウマ化が起こってしまうことがしばしばあります。犯罪被害にあった後にさらに傷つくことを「二次被害」（p.68参照）と呼びますが、これも周囲に知識がないために起こってしまう再トラウマ化の1つです。この女子生徒も、教室に居続けることを教師から強要されていたら、症状は治まらず、それが新たなトラウマを生み、教室に入れなくなっていたかもしれません。例えば、図表1―7にあるように、トラウマの影響を周囲が無理解であるために、救急車の音で事故のことを思い出すフラッシュバックを何とか鎮めようとよそ見をする女子生徒に、教師が怒り、その場に立っておくよう指示するかもしれないのです。そのことによって、女子生徒

は周囲からも注目されることが事故現場と重なり、パニックや動悸が高まってしまい、その場にいられなくなることもあります。その結果、教室に入るたびに、その情景を思い出し、教室にいること自体が不安でつらくなってしまうのです。

図表1－7　再トラウマ化するプロセス（例）

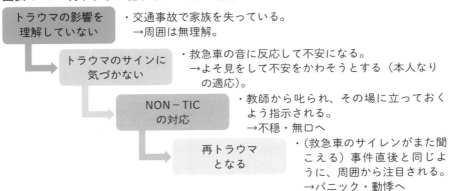

トラウマの影響を理解していない	・交通事故で家族を失っている。 →周囲は無理解。
トラウマのサインに気づかない	・救急車の音に反応して不安になる。 →よそ見をして不安をかわそうとする（本人なりの適応）。
NON－TICの対応	・教師から叱られ、その場に立っておくよう指示される。 →不穏・無口へ
再トラウマとなる	・（救急車のサイレンがまた聞こえる）事件直後と同じように、周囲から注目される。 →パニック・動悸へ

　再トラウマ化は、支援者にも及びます。支援者がトラウマを負った人々に接するなかで、支援者にもそのトラウマの影響が伝染することがあります。トラウマを負った人の強み（ストレングス）を育てエンパワーしていくことを見守っていくことが大切なのですが、無力感に打ちひしがれる被害者に接していると、支援者も同様に無力感に襲われるようになることがあります（part9参照）。

日本における犯罪被害者支援の歴史

●犯罪被害者支援のはじまり

　日本では、1980年の犯罪被害者等給付金支給法成立により犯罪被害者に対する経済的支援が始まり、1992年の東京医科歯科大学における犯罪被害者相談室の開設により精神的支援が始動しました。1990年代後半には、警察、検察庁、弁護士会等の司法機関で、被害者への対応が組織化され始めました。民間でも1998年に民間被害者支援団体が連携し全国被害者支援ネットワークを結成し、被害者の地位向上や司法制度の改革を訴える被害当事者らの運動組織も活動を始めました。

●犯罪被害者支援体制の整備と構築

　2000年代に入り、いわゆる犯罪被害者保護二法が制定され、刑事裁判で被害者が証言する際の負担が軽減され意見陳述等が認められました。そして、全国犯罪被害者の会をはじめとする被害当事者組織の全国的な運動の高まりを受け、2004年、犯罪被害者等基本法が成立し、同法に基づき翌年、犯罪被害者等基本計画（以下、基本計画）が策定されました。2008年には、被害当事者がかねてから求めていた被害者参加制度や損害賠償命令制度等が開始されました。

　基本計画の推進状況は5年ごとに見直され、第2次基本計画（2011年策定）では、性犯罪・性暴力被害者のためのワンストップ支援センターの設置等が進められました。第3次基本計画（2016年策定）では、中長期的な生活支援が重視され、社会福祉士、精神保健福祉士、臨床心理士等の専門職の活用などが明記されました。同計画の成果としては、犯罪被害給付制度のいっそうの拡充、カウンセリング費用の公費負担制度の全国整備、全地方公共団体への総合的対応窓口の設置等があげられます。

　2017年には性犯罪の刑法改正が行われました。性犯罪は非親告罪化され、被害者の性別は問わないことになり、強姦罪の罪名は強制性交等罪に改められ、監護者性交等罪等も新設されましたが、十分なものではなく、さらなる改正に向けて2021年10月から法制審議会刑事法（性犯罪関係）部会で議論が行われています。

●近年の犯罪被害者支援体制の整備と拡がり

　2021年より始まった第4次基本計画では、ワンストップ支援センターの体制強化、弁護士による支援に対する経済的援助に関する検討、被害にあった児童生徒やその兄弟姉妹に対する支援の充実、インターネット上の誹謗中傷に関する相談体制の充実とそのための広報啓発活動の強化等が盛り込まれました。また、加害者の施設内・社会内処遇において、被害者の状況や心情を加害者が理解することや、加害者が被害者に対し謝罪や賠償を行うことを促す指導・教育を充実させることなどが明記されました。

　このように、2004年の犯罪被害者等基本法成立以降、被害者のための制度や支援体制は急速に整備されてきました。今後も被害の実情や変化する社会情勢に応じながら支援を拡げていくことが求められます。

石井涼子

日本における児童虐待、DV 支援の歴史

●児童虐待の支援体制の整備

　日本では、家庭内のことについては法律的な介入は極力控えられてきた歴史があり、家庭内で起こる児童虐待や DV といった暴力行為に対して、公権力は介入を控える傾向にありました。あらゆる国で児童虐待が深刻な社会問題として考えられ、日本でも 1933 年に児童虐待防止法が制定され、その後 1947 年に制定された児童福祉法に吸収される形で廃止されました。

　1990 年に発効した子どもの権利条約では、権利侵害防止の観点から子どもを中心にとらえて、適切な措置をとることが規定されました。その後日本でも児童虐待相談件数が急増し、2000 年にはあらためて児童虐待の防止等に関する法律（児童虐待防止法）が施行されました。施行後も相談件数は減ることはなく、重大な児童虐待事件が後を絶たず、2004 年には児童虐待の定義の見直しや市町村への通告の拡大などが行われました。

　児童相談所では、子どもと家族への援助や介入のあり方をめぐって養育者とのトラブルや摩擦が急増し、実務の混乱と対応の限界が生じるようになりました。そこで、2004 年の児童福祉法改正により、市町村も児童虐待の通告先として加わったのですが、市町村の体制は児童相談所のような専門的な支援体制が整っておらず「17 年ショック[10]」[※3] と称されるほど衝撃的な改正であったとされています。

●DV 支援の体制整備

　一方、DV は 1970 年代頃から欧米で社会問題として表面化し、世界中のどの国にも存在する深刻な問題として考えられるようになりました。1979 年には国連総会において、女性差別撤廃条約が採択され、その後、国際連合では女性に対する暴力についてさらに検討されるようになり、1993 年の国連総会において、女性に対する暴力の撤廃に関する宣言のなかで女性に対する暴力について定義されました。DV の件数は増加を続け、日本では 2000 年に配偶者による暴力事件の検挙数が前年の約 2 倍に増えました。日本でも 2001 年に配偶者からの暴力の防止及び被害者の保護等に関する法律（配偶者暴力防止法）が制定され、暴力が人権侵害であることが明確化されました。

●児童虐待、DV 支援の現状と課題

　児童虐待も DV も法律で定義や対応について明確化されることで、認知件数は増加しました。またどちらも家庭内で行われることが大半であり、同じ家庭内で繰り返し児童虐待も DV も行われていることが多い状況です。法改正が繰り返されていくなかで支援する側として、福祉・司法・医療などが連携する体制が強化されてきました。同時に、家庭の形態が多様化し、支援する側はよりいっそう多様な専門性が求められています。

浅井鈴子

※3　2004（平成 16）年の法改正で 2005（平成 17）年施行のため、17 年ショックと表現しています。

COLUMN

part

1
2
3
4
5
6
7
8
9

トラウマインフォームドケア
のエッセンス

4 トラウマインフォームドアプローチの原則

　再トラウマ化を予防するのに必要な視点の1つとして、前述のガイドラインのなかには、6つの主要原則として、「安全」「信頼性と透明性」「ピアサポート」「協働と相互性」「エンパワメント、意見表明と選択」「文化、歴史、ジェンダーの問題」の視点が大切だとされています[11]。それぞれの項目をみていきましょう。

❶「安全」

　支援者からみた物理的安全の視点が強調されがちですが、ここでいう「安全」は、トラウマを負った人が身体的にも感情的にも安全、安心だと感じることができる感覚です。「(さらなる)害を及ぼさない」という視点がここでも大切になってきます。

【「安全」を確保するための具体例】
- ✓　穏やかな口調にする、言葉遣いに配慮する。
- ✓　部屋から退室しやすいところに座ってもらう。
- ✓　(話し合い時などに)目を閉じてもいいことを認める。
- ✓　呼び方に敏感になる(さま、さん、下の名前で呼ぶときは許可をとる)。
- ✓　守秘義務は貫く。

❷「信頼性と透明性」

　組織の運営の仕方から、サービスの利用方法まで、トラウマを負った人が理解でき、見通しを立てて落ち着いて考えることができるようにすることです。そのようななかで、当事者と支援者の信頼関係が芽生えます。

【「信頼性と透明性」を確保するための具体例】
- ✓　支援の手順を明確にして説明する。
- ✓　できる限り、約束どおりに始め、時間どおりに終える。
- ✓　好みを聴き、可能な限り、当事者の要望や質問、関心に耳を傾ける。

❸「ピアサポート」

誰かとつながることでお互いが学び、成長することを指しています。地域の支援においては、ピアサポートはとりわけ必要な視点です。信頼関係を築いたり、安全感を構築したり、エンパワメントをしていく重要な媒体になります。

【「ピアサポート」を確保するための具体例】
✓ 自分の人生におけるよい面・悪い面から、人のつながり（ソーシャルサポート）を定期的に話し合う。
✓ 他人の経験から学ぶ意味を考える。
✓ 紹介先を考える（犯罪被害者の団体・自助グループ、DV や性的虐待のサバイバー（トラウマを負った人）のグループ、アダルトチルドレン（AC）のグループ、アルコホーリクス・アノニマス（AA）、断酒会等）。
✓ グループ紹介のフォローアップを行う（例：初回参加の電話をかける、同行する）。

❹「協働と相互性」

相互の情報を共有し、一緒に取り組んでいく姿勢を指します。トラウマを負った人がもっている情報（適応およびコーピングの方法等）に価値を見出し、引き出していけるかが問われています。双方（当事者・支援者）がトラウマの観点を共有すると、回復に向けて協働できます。

【「協働と相互性」を確保するための具体例】
✓ 自分が自分の最も有用な専門家であることを伝える。
✓ 共有できる専門知識を増やす（心理教育）。
✓ （治療）目標を一緒に考え出し、優先順位をつける。
✓ 「私たち」の協働の雰囲気をつくり出す。
✓ 一緒に取り組んだ「私たち」の取り組みが成功したり有用だったりしたら、どのようにみえるか尋ねる。

❺「エンパワメント、意見表明と選択」

個々が固有の存在であり、個々にやりたいことがあることを認識することから始まります。そして、個々のストレングスを認め、強めていきます。必要に応じて新たなスキルを発展させる視点が大切です。レジリエンス（人々がトラウマを克服し、豊かに生きられること）を信じることも重要です。

> 【「エンパワメント、意見表明と選択」を確保するための具体例】
> ✓ ストレングスに焦点をあてる。
> ✓ 当事者の言葉を真剣に受け止め、重要なものとして扱う。
> ✓ いつ、どれほど話すかを決めるのは当事者次第であることを強調する。
> ✓ 当事者の体験の名づけをするよう促す（外在化）。
> ✓ いつでも変更可能な選択肢を提示しておく。

❻「文化、歴史、ジェンダーの問題」

　人種、民族、性的志向、ジェンダー、年齢、地域などへ意識を向け、かつての文化的なステレオタイプや偏見を考えることを指します。歴史的なことや、世代間で引き継がれてきたことを言語化してみます。トラウマや逆境的小児期体験を反人種差別や性別の蔑視に結びつけて考えてみます。

> 【「文化、歴史、ジェンダーの問題」を確保するための具体例】
> ✓ 名前の由来、自分たちが育った環境、民族性、宗教の意味を話し合う。
> ✓ 抑圧された人や経験の課題を考えてみる。
> ✓ 逆境的小児期体験を、文化ではなく、ACEs と結びつけて考えてみる。
> ✓ 世代間を超えてさらされてきたトラウマや有害なストレス（toxic stress）について話し合ってみる。

図表 1—8　トラウマインフォームドアプローチの 6 つの主要原則

安全	信頼性と透明性	ピアサポート
KEY：身体的、感情的な安全	KEY：意味ある権力の共有、決定権	KEY：サバイバーへ
協働と相互性	エンパワメント、意見表明と選択	文化、歴史、ジェンダーの問題
KEY：癒しは上下関係のない関係で生まれる	KEY：個々の強みと経験の認識	KEY：歴史的トラウマの認識

（引用文献）

1） SAMHSA's Trauma and Justice Strategic Initiative, *SAMHSA's Concept of Trauma and Guidance for a Trauma-Informed Approach*, p.7, 2014.（大阪教育大学学校危機メンタルサポートセンター・兵庫県こころのケアセンター訳「SAMHSA のトラウマ概念とトラウマインフォームドアプローチのための手引き」p.7, 2018.）

2） 大岡由佳・大塚淳子・岸川洋紀・中島聡美「犯罪被害者等の実態から見えてくる暮らしの支援の必要性──511 名の犯罪被害者等の WEB 調査実態調査結果から」『厚生の指標』第 63 巻第 11 号, pp.23~31, 2016.

3） 前出 1），英語版 p.9（日本語版 p.9）

4） Kawakami, N., Masao, T., et al., *Trauma and posttraumatic stress disorder in Japan：Results from the World Mental Health Japan Survey*, Journal of Psychiatric Research, 53(1), pp.157 ～ 165, 2014.

5） 同上, pp.157 ～ 165

6） 藤原武男・水木理恵「子ども時代の逆境体験は精神障害を引き起こすか？」『日本社会精神医学会雑誌』第 21 巻第 4 号, pp.526 ～ 534, 2012.

7） 田中英三郎・西川瑞穂・大久保圭策・亀岡智美「精神科診療所受診患者における逆境的小児期体験と生涯トラウマ体験の頻度および PTSD 症状に関する横断調査」『精神神経学雑誌』第 123 巻第 7 号, pp.396 ～ 404, 2021.

8） 内閣府男女共同参画局「男女間における暴力に関する調査報告書＜概要版＞」p.3, 2021.

9） 同上, p.3

10） 志村浩二「市町村における児童家庭相談の実態と今後の課題──「亀山市子ども総合支援室」の取り組みを参考に」『子どもと福祉』第 2 巻, pp.72 ～ 78, 2009.

11） 前出 1），英語版 p.10（日本語版 p.10）

（参考文献）

・日本精神神経学会監, 高橋三郎・大野裕監訳, 染矢俊幸・神庭重信・尾崎紀夫・三村將・村井俊哉『DSM-5 精神疾患の分類と診断の手引』医学書院, 2014.

・Pearlman, L. A. & Saakvitne, K. W., *Trauma and the Therapist：Countertransference and Vicarious Traumatization in Psychotherapy with Incest Survivors*, W. W. Norton & Company, 1995.

・浅井鈴子・倉石哲也「家庭児童相談室の専門性に関する研究──2000 年の『児童虐待防止法』施行後の歴史的変遷を踏まえて」『臨床教育学研究』第 27 号, pp.27 ～ 38, 2021.

・泉川孝子「DV 被害者支援機関における支援の現状と課題──フォーカス・グループインタビューより」『Core ethics』第 9 巻, pp.15 ～ 25, 2013.

・加藤曜子「「児童虐待防止ネットワーク」の意義と発展に関する一考察」『社会福祉学』第 40 巻第 2 号, pp.81 ～ 97, 2000.

・志柿禎子「女性問題のグローバル化とフェミニズム──日本におけるドメスティック・バイオレンスへの取り組み」『岩手県立大学社会福祉学部紀要』第 3 巻第 1 号, pp.21 ～ 29, 2000.

・津崎哲郎「児童相談所の取組みの現状と今後の課題」『季刊社会保障研究』第 45 巻第 4 号, pp.385 ～ 395, 2010.

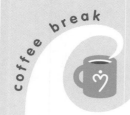

児童虐待当事者が望む支援

　「余計なことを言わない・しない・ともにいる」。これを当事者支援の3原則と勝手に名づけています。被害経験を打ち明けた際に「もう終わったことでしょう」「いつまでそんなこと（昔のこと）言ってるの？」「20歳過ぎたら自己責任」と声をかけられた当事者の話をよく耳にしてきました。実際に私もそのような声をかけられたことがあります。もちろん声をかけてくださる方に悪気がないことも理解しています。また、たいていのことは「頑張ればできてしまう」から、せっかく支援につながっても支援の受け方がわからず、疎遠になってしまったことも一度や二度ではありません。それでもともにいてくださる方の存在は心に大きな安心感を与えてくれます。

　さて、当事者－支援者の関係性において支援者は力をもった存在であることは周知の事実ですが、支援者自身が力をもっている存在であることを自覚してかかわっていたとしても、破壊的な関係性になってしまうことは避けられない場合もあります。なぜなら、この支援者－当事者という関係性が親－子の関係性の再演に等しく、過去の被害と同じ状況が起こってしまう環境がそろっているからです。たとえ当事者が攻撃（Fight）を向けてきたとしても、日々の支援のなかで「なぜこのような言動をするのだろう」「これはフラッシュバックかもしれない」と背景を考える余白をもってほしいです。感情的に応答してしまいそうなところをグッとこらえて、プロとしてかかわってほしいです。二次被害といわれる状況が起こる大半の原因は、この当事者のFightに対し支援者がFight，Flight，Freeze（トラウマの3F）のいずれかの反応で応答しているからだと考えています。

　人間誰しも「自分には何もできない」と無力感を味わいたくないので、日々の支援のなかで「よかれと思って」「あなたのために」とかかわっている当事者のためにアクションを起こすこともあるでしょう。しかし、その「よかれと思って」「あなたのために」と起こした行動は本当に当事者が望んでいる支援なのでしょうか。

　「私たちのことを私たち抜きで決めないで」という言葉を聞いたことのある人は多いかもしれませんが、児童虐待は第三者が虐待と判断するところから支援が始まります。つまり壮絶な虐待を受けていたとしても、周りからみえなければ虐待だと認められないわけです。どうか目の前にいる当事者の声を聞いてください。あなたとつながることで救われる人生があります。

NPO法人虐待どっとネット代表理事　中村舞斗

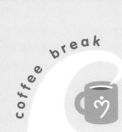

DVのなかにいた子どもへの支援
──「さぽちゃい」は17歳になりました

「ねぇ、なんで『さぽちゃい』ってあるの？」

いきなり、ド直球の質問を投げつけてきた12歳のA子さん。

「それってどうして『さぽちゃい』に来ているのかということを知りたいの？」と返す私の言葉に、もうすでに周りの子どもたちも、耳をすませて聞いています。

ここは、月に1回開いている「さぽちゃい広場」。集まる子どもたちは、1歳から中学生までの超異年齢の集団。性別も、住んでいるところも、学校もみんな違うのですが、共通しているのは、DVがあった家庭で育たざるを得なかった子どもたちということ。

「さぽちゃい広場」では、スタッフが、何かを強制することなく、大人の都合で縛ることや一方的な感情で怒ることなく、子どもたちを尊重し、その日、その時間、子どもたちがしたいと思う遊びを一緒になって、真剣に遊んでいます。

ここ久留米でも、DV被害女性支援の現場では誰もが子どもに気を配って接していました。しかし、どうしても母親の支援を中心に組み立てていくなかで「誰も僕の味方じゃない」という、子どもの叫びから「さぽちゃい」は生まれました。「子どももDV被害当事者だから、子どもの声を聴き、子どもの心に寄り添っていこう。子どもだけを支援する、子どものためのグループとなろう」。これが、「さぽちゃい」の設立理念です。

それにしても「さぽちゃい」って不思議な名前ですよね。本当は「Support of the Child」という名前があったのですが、いつの間にか愛称のほうがグループの名前になってしまいました。「さぽちゃい」は、こんな風にのんびりと、自由に、子どもたちと17年もワイワイやってきた民間の任意団体のグループです。

ところで、A子さんに何と答えたか。きっとほかの子も知りたかったことなので、みんなにも聞こえるように、ゆっくりと言葉を送りました。

「みんな小さいときに、お家の中で怖いことや嫌なことがあったよね」

「子どもにとって遊びってとても大事なものだけど、お家の中で怖いことや嫌なことがあったら、安心して自由に遊べなかったよね」

「だから、みんなに自由に遊んでもらいたいと思って『さぽちゃい』に来てもらっています」

答えを聞くと「うん、わかった！」とみんなからの声が届きました。

さぽちゃい　平岡靖治

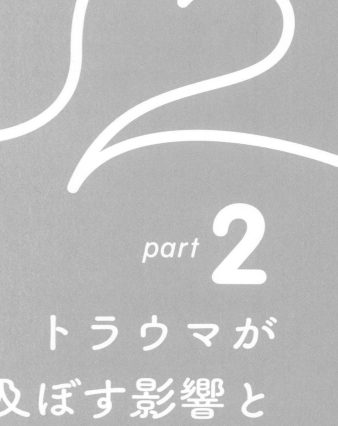

part 2

トラウマが
及ぼす影響と
ケア

1 トラウマと関連の強い精神疾患や精神症状・行動

　精神医学で「トラウマ」という言葉は、災害や暴力、事件や事故のように心に強い衝撃を与える出来事のことを指します。日本語では「心的外傷」または「心的外傷的出来事」と呼びます。これからトラウマと関連の強い精神疾患の代表例を紹介します。疾患のイメージをもつと、トラウマを負った人の状態を理解し、より適切な支援やケアができるでしょう。

　なお、診断はあくまで医師が行うものです。本書ではわかりやすく理解できるよう一部、説明の省略や表現の変更をしています。

1 PTSD

　PTSD は英語で Post-Traumatic Stress Disorder といい、日本語では「心的外傷後ストレス症」※1 と呼びます。トラウマを体験した直後には強い恐怖を感じ、体験した出来事の夢を見たり、眠れなかったりすることがほぼ誰にでも起きます。ですから、トラウマ体験直後にトラウマを負った人が取り乱したりしていても病気とはみなしません。しかし、以下にあげるような3つの症状が数週間以上続き、日常生活にも影響が強くなると PTSD と診断されます。

> ① トラウマの記憶が急に頭のなかに現れて、その考えにとらわれる。トラウマが悪夢として出てくる（「再体験症状」または「侵入症状」）。
> ② トラウマを思い出させるような場所や人を避ける（「回避症状」）。
> ③ 常に怖い感じが続き、周りを警戒したりちょっとした刺激で驚いたりする（「過覚醒症状」）。

　トラウマを負った人のうち、PTSD を発症する人の割合は、出来事の種類によっても異なります。自然災害よりも、事件被害や戦争、テロ、性暴力など

※1　診断基準となる DSM-5 では「心的外傷後ストレス障害」、ICD-11 では「心的外傷後ストレス症」と呼称されています。

対人関係によって生じるトラウマのほうが、PTSDの発症割合が高くなります。ただし、大規模な自然災害では、一度に被害を受ける人数が増えますので、PTSDを発症する人数も多くなります。

図表 2ー1　トラウマの3つの症状

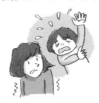

再体験症状・侵入症状
（フラッシュバック）

トラウマとなった出来事に関する記憶が突然蘇ってきたり悪夢として反復される。

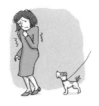

回避症状

出来事を思い出させる人物、事物、状況や会話を回避する。

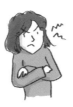

過覚醒症状

警戒感が非常に高まり、イライラしたり、不眠となったりする。

2 複雑性 PTSD

　複雑性 PTSD は英語で Complex PTSD といい、典型的には長期にわたって繰り返し受けるトラウマ体験によって出現します。例としては、児童期に繰り返された身体暴力や性暴力、長期にわたる家庭内暴力などがあります。このような長期に繰り返されるトラウマを受け続けると、先ほど示した PTSD 症状だけではなく、以下に示すような症状も目立ってきます。

① 感情のコントロールがきかなくなる。
② 自分に対する恥の気持ちや罪悪感が強まって、自分を価値のない存在だと考える。
③ ほかの人との人間関係を続けることが難しい。

図表 2ー2　長期に繰り返されるトラウマによる症状

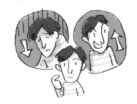

感情のコントロールがきかない

自分を価値のない存在だと考える

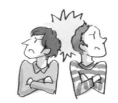

人間関係を続けることが難しい

　PTSD の3つの症状に加えて、ここにあげた3つの症状すべて、つまり6

トラウマが及ぼす影響とケア

つの症状がある場合に複雑性PTSDと診断されます。複雑性PTSDの症状は、後であげる境界性パーソナリティ症の症状ととてもよく似ています（p.35参照）。

3 アタッチメント症

アタッチメント症は、10歳くらいまでの子どもに対して診断される疾患名です。両親のような「主な養育者」に見守られて育つ、という体験をしていない子どものなかには、自分の感情をほとんど表に出さない、楽しい場面でも笑ったりしない子どもがいます。こうした子どもは反応性アタッチメント症と診断されます。逆に、見知らぬ大人になれなれしくするなど、誰が自分にとって重要な人物なのかがわからないような行動をとる子どももいます。この場合、脱抑制型対人交流症と呼ばれます。

アタッチメントという言葉は、子どもにおいては「子どもと、子どもを育てる大切な人物との間での特別な結びつき」といえます。愛着という日本語訳でも知られていますが、「愛情でくっつく」というイメージではありません。アタッチメントは一方的な愛情表現ではなく、人と人がお互いに信頼するシグナルを出し、受け取って成り立つものです。特別な結びつきのある人物が子どもの気持ちのなかで安心・安全を与える存在となることで、子どもは安心して外の世界との交流に踏み出せるのです。

アタッチメントの例をあげます。公園に5歳の子どもと父親がいます。父親は少し離れたところで読書をしています。2人は一見ばらばらに過ごしているように見えますが、子どもが砂場から隣の遊具に移ろうとするときにちらりと父親を見ると、父親もそれに気づいてにっこり笑います。こうしたお互いの交流があり、特別な関係（ここでは親子）であることがわかります。つかず離れずの関係、あるいは「適度な見守りのなかで育っている」といえるでしょう。もし、父親が全く子どもを無視している、あるいは逆にどんなに子どもが成長しても、離れて遊ぶことを許さない、という関係だと問題があることになるでしょう。健全なアタッチメントがないと、周りとの関係を断ってしまう、あるいは逆に誰に対しても同じようになれなれしくするという結果になります。

主な養育者がいない、という状況は、単に両親が離婚・死別したということを指すのではありません。また、「施設で養育された」＝「アタッチメントに問題がある」という判断は適切ではありません。年度で担当者が入れ替わったとしても、それぞれの担当者が子どもと向き合い、アタッチメントを形成していくこともできると考えます。

4 うつ病・適応反応症（適応障害）

　トラウマ体験をきっかけとしてうつ病を発症することがあります。PTSD とうつ病の両方の診断がつく人も多いです。うつ病では、以下のような症状が長く続きます。

① 気分が憂うつになる。
② やる気がなくなる。以前は楽しみだったこともやりたくない。
③ 食欲が低下する（逆に、食べ過ぎる）。
④ 睡眠がとれないか、眠り過ぎて起きられない。
⑤ 考える力が落ちて集中できない。

　うつ病では、不安症状（漠然とした不安をもつ、緊張してしまうなど）を伴うこともあります。
　トラウマ体験の後にうつ症状や不安症状があったり、行動面での問題があるけれども、PTSD やうつ病など、ほかの精神科診断もつかない場合には、適応反応症（適応障害）という診断となります。

5 パニック発作

　パニック発作はトラウマ体験を思い出させるようなきっかけがあったり、強い恐怖を感じたりする場合に起こることがあります。一般に「過呼吸発作」と呼ばれているものと同じで、恐怖感とともに以下のような症状が出ます。

① 動悸（心拍数が増える、どきどきする）。
② 呼吸がしづらくなる、呼吸が荒くなる。
③ めまいやふらつき。
④ 死んでしまうのではないかと感じる。

　こうした症状は長時間続かずに治まりますが、一度起こると、次のパニック発作がいつ起こるのかと不安になります。パニック発作が起こるのを避けるために外出しなくなる人もいます。

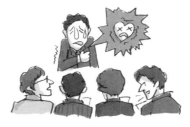

パニック発作

6 解離

　明らかな脳の病気がないのに、自分の記憶や感覚、「自分が自分でいる感じ」が一時的に失われる状態を精神医学では「解離」と呼びます。ふだんぼんやりしているうちに何をしていたか忘れる、といったものは異常ではありません。しかし、寝ぼけているわけでもお酒を飲んだわけでもないのに、気づいたら別の場所にいた、何をしていたか全く思い出せないことが多い、ということがあると解離を疑います。こうした「意識を失う感じ」という症状のなかには、心臓の病気や痙攣を引き起こす病気など、身体の病気が隠れていることもありますので診断は慎重に行う必要があります。

　トラウマを負った人には解離が起こりやすいとされています。過去のトラウマ体験に意識が完全にとらわれてしまい、今が現実なのかトラウマ体験のなかにいるのかがわからなくなるような体験を「フラッシュバック」と呼びますが、フラッシュバックは解離として生じると説明されています。次にあげるようなリストカットや過量服薬も、解離状態で起こすと、「自分ではいつやってしまったか覚えていない」という状態になります。

7 リストカット・過量服薬

　リストカットや過量服薬（処方された薬や市販の薬を一度に大量に飲むこと）は、自分自身を傷つけてしまうような行動です。こうした行動は、自殺するために行っている場合もあれば、自分の苦しみから逃れたいという気持ちで行っている場合もあります。前述したように、解離症状を示している間にこうした行動をとる人もいます。現状に対するコントロール感を失ったり、絶望したときに至る行動ですので、トラウマを負った人に起きやすい行動といえます。

　支援者は、リストカットや過量服薬を繰り返す人が目の前にいたとき、背景となる本人の苦しみに焦点をあてて話を聴くことが重要です。支援者のなかには「アピール行動」という言葉を使ってこうした行動を「甘え」とみなす人もいます。しかしこの見方は本人が苦しい状況を何とか対処しようとして、もがいている姿を軽視するものだと思います。甘えと称して支援の手を緩めることは、この状況ではふさわしくありません（ただしこれは本人の求めに無制限に応じるという意味ではありません。安定した支援を継続することが何よりも重要です）。また「自殺企図を繰り返す人は実際には自殺しない」という話を信じている支援者もいますが、これは真実ではありません。なぜなら、自死は一

度だけだからです。

　リストカットや過量服薬は病名ではありませんが、支援が必要な状態であることを示す重要なサインであるといえるでしょう。

8 アルコール問題

　アルコールを大量に飲んでいる、またはアルコールを朝から飲んでしまい仕事や家事に影響がある、といった状態になっている人のなかに、トラウマ体験が関連する場合があります。トラウマ体験後に生じたさまざまな症状から逃れるように飲酒を始め量が増えたり、寝つきをよくしたいという気持ちから飲酒を始め止められなくなるなど、アルコールの問題が大きくなるパターンは人それぞれです。トラウマ体験後に人とのつながりがなくなり（例えば家族との死別）、孤独をまぎらわすための飲酒もよくみられます。

9 境界性パーソナリティ症

　トラウマを負った人のなかには、境界性パーソナリティ症という診断がついている人もいるかもしれません。思春期、青年期の段階で他者との関係性や自分の行動についてのパターンに以下のような特徴を認める場合に診断がつくことがあります。

> ①　一人でいることに耐えられず非常に親密な関係をつくろうとする。
> ②　相手を理想化したり、こき下ろしたりと振れ幅が大きく対人関係が不安定になる。
> ③　他者から見捨てられることを極端に恐れる。
> ④　実際に見捨てられそうになると、自分を傷つけるような行動をとる。
> ⑤　常に満たされない気持ちをもっている。

　境界性パーソナリティ症の人に身体的虐待および性的虐待、ネグレクトといったトラウマ体験が関連していることが指摘されています。また、複雑性PTSDと似た概念であると指摘する人もいます。先にあげた、解離症状やリストカット・過量服薬といった行動を認める人も多いです。

2 トラウマを負った人に対するケア（支援）・治療

1 そばにいること、身体的安全を確保すること

　トラウマを負った人に対するケアや治療には、①トラウマ診療を専門にしている精神科医師や心理職、精神保健福祉士などによるケア・治療、②トラウマ診療を専門にしていない精神科医師や心理職、精神保健福祉士などによるケア・治療、③地域自治体の保健師などメンタルヘルスについて専門にしていない支援者によるケアなどがあります。「ケア」という言葉と支援という言葉には似ている点がありますので、ここではケアと支援の意味を細かく分けずに考えることにします。

　広い意味でのケア・支援には、「当事者に付き添う」「そばにいる」ことも含まれます。例えば、犯罪被害にあった当事者が裁判で出廷する際に、被害者支援に携わる人が付き添う、といったことがあげられます。この場合、単にそばにいるように見られてしまいますが、実際には当事者との関係が構築できていて、「心理的に負担がかかっている場面に付き添ってくれる」という安心感を当事者がもっていなければ、付き添うことはできません。

　トラウマを負った人への支援の基本は、当事者の心情に寄り添うことです。初心の支援者は、どうしても「どのようなトラウマ体験が過去にあったのか」ということに意識が向きがちになります。しかし、当事者のなかには、これまでに自身の体験を話しても「気にしなければいい」といった声かけを受け、さらに苦しんだ人がいます。ですから、こうした傷つき体験を増やすことがないようにすることがケアの第一歩であるといえます。

　トラウマを負った人への支援を考えるうえで、もう1つ大切なことがあります。それは、心理的支援の前に身体的に安全かどうかを確認するということです。例えばDVで苦しんでいる人が目の前にいる場合、毎日暴力を受けているその場所でただ困っていることについて話を聴いて気持ちを理解しようとす

るだけでは前に進みません。その人や子どもが安全に過ごすことができるのか
を考えて支援するということも大事なトラウマの支援です。当事者の「話を聴
く」「気持ちに寄り添う」ことが十分に行える環境かどうかを考えてみること
が何より大切です。

2 不調なときの対応1：呼吸法

　すべての支援者に役立つ支援スキルとして、呼吸法を紹介します。トラウマ
を負った人は、不安が高まると過呼吸症状を示すことがよくあります。呼吸を
整えることで落ち着いてもらうことが重要です。呼吸法のよいところは学習す
るのが簡単だというところです。当事者が一度やれば、支援者が「ちょっと静
かに呼吸してみましょうか」と声をかけた際に応じてくださることが多いです
（声かけが頭に入らないほど調子を崩した場合には無理ですが）。

　「呼吸法」ではゆっくりした深い呼吸をするようにしますが、その際「吐く息」
に意識を向けるのがコツです。人は不安を感じると短く浅い呼吸になります。
ですから、ゆっくり深い呼吸をすることで気持ちもリラックスしてきます。呼
吸法には決まった形はありませんが、私がおすすめするときには息を吸う時間
よりも、吐く時間を長く設定します。途中で止めるかどうかについては当事者

図表2−3　呼吸法

呼吸によるリラクセーション

強い感情を受け止めるために、落ち着く方法を紹介します。

秒針を見ながら

5 〜 10 回ほど繰り返しましょう。

3秒吸って

3秒止めて

6秒かけて吐く

強い感情がわきあがるときこそ冷静になり、
必要な対処ができるように心がけましょう。

吐くときに少しずつ
身体の力を抜いていきます。

出典：堀越勝・新明一星『感情教育 CBT プログラム——こころのアラームのメンテナンス』国立精神・神経医療研究セン
　　ター認知行動療法センターを一部改変

の好みもあるかと思います。例えば「3秒吸って、3秒止めて、6秒で吐きましょう」とお伝えしたときに、息を止めたときに緊張が高まるようでしたら、無理に息を止めることはないと思います。自分が落ち着ける場所のイメージ（例えば山や海）を思い描きながら呼吸をするというやり方もあります。

3 不調なときの対応2：グラウンディング

　次に、解離症状を示す人に使うグラウンディングを紹介します。グラウンディングという言葉は、地面を意味する「グラウンド」という言葉からきています。「地に足がつかない」というと落ち着かない気持ちを表しますが、その逆で地面とのつながりをしっかり意識することを指します。解離の状態では意識が「今、ここにいる」というところから遠く離れてしまっていることが多いです。ですから、自分の心と身体の全体が現実とつながっている感覚を取り戻してもらうことがグラウンディングです。

　簡単な方法としては、①手首に輪ゴムやヘアゴムを巻いてもらっておいて、解離が起きそうになったら、ゴムをパチンといわせる、②冷たい水に手や顔をつけてもらう、といったものがあります。好きな音楽を聴くといったことを行うことがグラウンディングになる人もいるでしょう。

4 薬物療法について知ってほしいこと

　この項目では、医療従事者ではない人が、医師からもらっている薬についてどう考えたらよいかをお知らせします。

❶ 薬の情報の検索方法

　支援者が当事者に服用している薬について尋ねると、まず薬の名前を知ることになると思います。薬の名前をインターネット等で検索することで、その薬の情報が得られます。いろいろなサイトがありますが、最も信頼できる情報が掲載されているのは、「添付文書」について紹介しているサイトです。例えば、独立行政法人医薬品医療機器総合機構がつくっている「医療用医薬品の添付文書情報」（https：//www.info.pmda.go.jp/psearch/html/menu_tenpu_base.html）は信頼できるサイトです。

　ここで、薬を検索した結果から「効能又は効果」というところを読むと、いくつか病名が書かれていると思います。例えば

「うつ病・うつ状態」と書いてある場合は、「うつ病」という病名がついているか、あるいは何らかのほかの病気のために「うつ状態」になっているかどちらか、と考えるのが自然ですし、当事者の病気と一致することも多いです。

　ところが、一部には、当事者の病名や状態と、添付文書に書かれている病名が一致しないことがあります。例えば、「効能又は効果」に「統合失調症」とだけ書かれている薬があります。この薬を処方されている患者は皆、統合失調症ということになるのか、というとそうではありません。

❷ 適応症と適応外使用

　日本では、保険証を使って診療することを「保険診療」といいます。保険診療の約束事で、薬が用いられる対象疾患（適応症）が決まっています。この適応症が、必ずしも「ある病気に対して、現在世界で考えられている治療の基準」とは限りません。そこで、医師は原則として適応症を守るというルールはありますが、場合によっては「適応外使用」という名称で、「効能又は効果」以外の病気に対して薬を使えるのです。ですから、添付文書に書かれている病名を見て、「あ、〇〇さんはこんな病気なのか」と早合点してはいけません。

　例えば、PTSD という疾患を適応症とする薬は、2023 年 3 月現在パロキセチン（一般名）、セルトラリン（一般名）の 2 つですが、実際には同じグループに属するほかの薬もよく使われます。医療従事者のうち、一部の人は「この 2 つは"選択的セロトニン再取り込み阻害薬"だな」と薬の分類を思い浮かべることができるでしょう。しかし、これを思い浮かべることができない人も多いと思います。

❸ 添付文書だけではわからないこと

　このように、ある人に対してどのようなことを考えて薬を使っているのかは、添付文書だけではわからないのです。そこで、まず当事者から説明してもらう、ということが大事です。場合によっては、担当医師から直接説明してもらう必要があります。先ほど「統合失調症」のみが適応症となる薬があることを説明しましたが、その薬を睡眠改善と気分の安定のために処方する場合もあるのです。

　薬の添付文書には、さまざまな情報が書かれています。副作用の欄を見て、記載されている副作用の多さに驚く人も多いでしょう。添付文書には、報告されている副作用のほぼすべてを記載する必要があるからです。副作用のことで当事者が不安を感じている場合は、まず担当医師に相談するよう勧めてください。

5 トラウマに焦点をあてた治療法について

　トラウマ診療を専門にしている医療機関等に通っている当事者のなかには、トラウマに焦点をあてた治療を受けている人もいると思います。ここではごく短い文章でそれぞれの治療法を紹介します。詳しく知りたい方は専門書を読むか、指定の研修会を受けて学んでください。

　ちなみに、世の中の誤解として「PTSDの人は必ずトラウマに焦点をあてた治療を受けなければならない」「トラウマに焦点をあてた治療法を受けなければ治らない」というものがあります。ここで紹介する治療法はすべて効果のエビデンス（科学的に決まったやり方で効果が証明されていること）が十分に示されているものですが、最近ではトラウマに焦点をあてない治療法であっても治療を受けないよりも効果はあるという知見もみられています（国際トラウマティック・ストレス学会の治療ガイドラインで示されています）。

図表2－4　トラウマに焦点をあてた治療の例

①認知処理療法	アメリカの研究者のリーシック（Resick, P. A.）らによって開発された治療法。12回程度のセッションによって行われるもので、PTSDからの回復を妨げる考え方・認知についてのセッションや、周りの人との関係のあり方について振り返るセッションが含まれる。
② EMDR（Eye Movement Desensitization and Reprocessing）	日本語では「眼球運動による脱感作と再処理法」と呼ばれている。シャピロ（Shapiro, F.）によって開発された治療法。目を左右に動かすといった、左右方向の刺激を与える間にトラウマ体験に関する記憶を取り扱うというセッションが含まれる。実施回数はケースによって異なる。
③持続エクスポージャー療法	アメリカの研究者のフォア（Foa, E. B.）らによって開発された治療法。9～12回のセッションによって行われる。トラウマを体験した場面や記憶について直接取り扱うセッションが含まれる。
④児童に対するトラウマ焦点化認知行動療法	コーエン（Cohen, J. A.）らによって開発された、児童（3～18歳）を対象とした治療法。12～16回程度のセッションによって行われる。感情調節や対処行動に関するセッションや、保護者が参加するセッションが含まれる。

トラウマと発達障害

　トラウマ（心のけが）と発達障害は相互に影響し合うため、どちらが主だったのか わかりにくくなる場合があります。

●発達障害の特性とトラウマ

　発達障害の代表として注意欠如・多動症（ADHD）と自閉スペクトラム症（ASD） を例にとると、ADHD には注意が散漫、落ち着きがない、忘れ物が多い、衝動的な 言動をするなど、また ASD にはその場の状況を理解できない、自分本位の言動をす るなどの特性があります。このような特性をもった子どもは、養育者の理解がないと 不当な叱責を受けやすく、時にはそれが体罰や虐待につながることもあります。集団 生活のなかではいじめやからかいの対象となり、さらには教師や周りの人の理解がな いと追い打ちをかけてしまう場合もあり、これらはすべてトラウマとなります。

●虐待によるトラウマ症状と発達障害

　逆に、トラウマの症状から考えてみます。トラウマの原因が虐待である場合、養育 者から日常的に怒鳴られたり殴られたりする家庭のなかでは、子どもは落ち着いた生 活を送ることができません。身の安全を守ることが最優先という状況だと細かいとこ ろに気を配る余裕はなく、何かに集中していると危険を察知できなくなるため、いつ でも逃げ出せるように常に周囲に目を配ってそわそわしています。養育者の衝動的な 言動にさらされていると、今度は自分より弱い立場のものに対して衝動的にふるまう ことにもなります。これらは ADHD の特性と似ています。

　また、虐待は養育者側の都合で行われるため、子どもにとっては予測不能で、自分 の言動と養育者の反応との因果関係も理解できません。その場限りの混乱した認知は 記憶に定着せず、「周囲の状況を正しく判断して、それに基づいて適切な行動を学ぶ」 ことは難しくなります。その環境に適応するための心理的防衛（「自分のせいだから 我慢しなければ」など）は、認知の偏りや誤りを生みますが、それに基づく言動は周 りの人にとっては理解が困難です。人への安定した信頼感が育たず、適切なコミュニ ケーション方法が身についていないと、相手との距離をうまくとれずに、必要以上に 人との関係を避けたり、逆に過度になれなれしくなったりします。自分でコントロー ルできる狭い範囲に閉じこもると、こだわりや執着はさらに強くなります。心の奥に トラウマ記憶として閉じ込めていた被虐待体験が些細なきっかけで蘇ると、自分では 制御できない衝動的な言動となります。これらは ASD の特性と似ています。

●行動の背景を理解する

　発達障害は先天的、トラウマは後天的なものですが、その両者を切り分けることは 難しく、多少とも併存していると考えておくほうが適切な対応につながります。その 人の問題行動だけを見て表面的に判断するのではなく、不適切な養育環境下で身につ いてしまった、生き延びるために身につけざるを得なかったことが原因なのかもしれ ないと考えることが、トラウマインフォームドケアとしての対応です。

毎原敏郎

part 2

3 グリーフ（悲嘆）とは

1 死別後のグリーフ反応

　家族や親友、恋人といった大切な人との死別は、人生の過程で誰もが経験する出来事です。この死別に対するさまざまな感情が「グリーフ」です。「悲嘆」とも呼ばれますが、実際には悲しみと嘆きにはとどまらない複合的な感情や反応を指します。グリーフは①心理（こころ）、②身体（からだ）、③行動の3側面を通じて表現され、変化を引き起こします。これが「グリーフ」反応です。さらに特にスピリチュアルな反応を悲しみや怒りといった全般的な心理的反応と分けてとらえることもあります。死別が起こると、その人の人生の意味や目的の喪失と関連してスピリチュアルな苦痛が生じるためです。死別からの時間経過とともに、その人にとって中心となるグリーフ反応や回復のために取り組む課題は変わります。そのため、グリーフのある人への支援では、その時点でのグリーフ反応だけをみて判断せず、「プロセス」としてその経過をとらえる視点が大切です。

2 グリーフのプロセスと理論

　グリーフ反応のプロセスについては、複数の理論があります。初期の理論では、死別直後の激しい反応から一定の段階を経て回復に至るモデルが多く示されました。しかし、グリーフは誰もが同じ反応を順番にたどる単純なプロセスではありません。進行も一方向ではなく、実際にはそのプロセスを行ったりきたりします。また次の段階が明確にわかるわけでもありません。そのため「反応」ではなく、死別後に人が主体的に乗り越えなくてはいけないグリーフの「課題」に焦点をあてたモデルがつくられました。ウォーデン（Worden, J. W.）のグリーフの「4つの課題」はその代表格です（図表2—5）。

図表2-5 ウォーデンの「4つの課題」

課題	例
①喪失（loss）の現実を受け入れる	死別直後の死が現実のものと感じられない状態から、故人は戻らないという現実を受け入れる。
②喪失の苦痛を乗り越える	考えや感情を含むこころ、からだ、行動、さらにはスピリチュアルな苦痛を感じる。
③故人のいない環境に適応する	故人が行っていた作業や責任を引き受けたり、新たなスキルを獲得する。
④故人を情緒的に再配置する	故人を思い出しこころに覚えていながら、新しい生活や人間関係を充実させる。

資料：Worden, J. W., *Grief Counseling and Grief Therapy : A Handbook for the Mental Health Practitioner*, Springer Publishing, 1982.（J. W. ウォーデン，鳴澤實監訳，大学専任カウンセラー会訳『グリーフカウンセリング——悲しみを癒すためのハンドブック』川島書店，1993.）をもとに筆者作成

　近年では、ストローブ（Stroebe, M.）の「二重過程モデル」が新たに注目されています。死別に適応するプロセスを2つの志向性とその間を揺れ動く構造として示す理論です（図表2-6）。

図表2-6 二重過程モデル

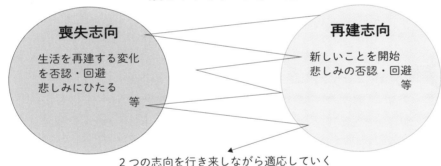

残された人の日常生活

喪失志向
生活を再建する変化を否認・回避
悲しみにひたる
等

再建志向
新しいことを開始
悲しみの否認・回避
等

2つの志向を行き来しながら適応していく

資料：Stroebe, M. & Schut, H., *The dual process model of coping with bereavement : Rationale and description*, Death Studies, 23(3), pp.197 ~ 224, 1999. をもとに筆者作成

3 「複雑化」したグリーフ

　グリーフが起こること自体は避けられませんが、生活に支障が出るほどの激しい苦痛が長期に続く場合は、何らかの支援や治療が必要です。世界保健機関（WHO）による疾患の分類ICDには、長引いたグリーフを診断する基準が2018年につくられました。激しい反応のままで回復が進まず「複雑化」されたグリーフは疾患と考えられるのです。亡くなった人との関係や、死別の原因・状況、死別への予期性、死別に伴って二次的に喪失したもの等が、グリーフ反応の個人差を決めるといわれます。

4 グリーフケアとは

1 グリーフからの回復とは

　死別後のグリーフからの「回復」とは何でしょうか。さまざまな意見がありますが、「故人との大切な思い出を苦痛なく思い出せる」ことが1つの目安になります。苦痛には死が起きたこと自体への怒りや後悔・罪悪感などの感情が含まれます。大切な人がもうこの世にいない悲しみ自体はなくなりません。しかし、その思い出を抱えながら、新たな人間関係や役割を得て日常生活を再建できれば、故人のいない生活に「適応」したと考えられます。

2 グリーフワークとグリーフケア

　誰もが経験するグリーフですが、そのプロセスの発現を待てば、誰もが一連の反応を経て自然に回復するわけではありません。死別を体験した人が、自身のグリーフ反応から回復し、適応しようとするプロセスは「グリーフワーク」と呼ばれます。

　「グリーフケア」とは、そのような死別当事者のグリーフワークを支え、回復までのプロセスを見守る周囲のかかわりです。これは専門的な支援や治療、特定の技法に限定されません。身近な人が日常のかかわりのなかで行うサポートも重要なグリーフケアになります。

3 周囲は何ができるか

　死別後のグリーフ反応は実際には個人差が大きく、悲しみを忘れようと仕事に没頭する人もいます。また、「公認されない悲嘆」と呼ばれますが、死別の原因や故人との関係から、悲しみ自体を表現しにくい人もいます。「適切な」

悲しみ方を決めるのは周囲ではありません。

　一番重要なことは、「こうあるべきというグリーフ反応はない」ことを理解し、批判せずにその人のグリーフのプロセスを見守ることです。悲しみを誰かに話すことがケアとして役立つのは、本人のペースで語られたときです。無理に話させることはときに「二次被害」になり、グリーフをかえって「複雑化」させる可能性があります。安心して回復できる環境を周囲が保障すること、それ自体が大切なグリーフケアです。

　また、悲しみがひどく現実生活が難しい人には、買い物や役所での手続きの手伝いなどの現実的サポートが役立つでしょう。専門的な支援や治療を要すると判断する1つの目安は、死別から6か月以上経っても強い心理的苦痛があり生活の支障が続くことです。適切なときに専門的治療や遺族のセルフヘルプグループのような援助資源につながれるよう、情報を調べておくことが大切です。

（参考文献）
・Stroebe, M. & Schut, H., *The dual process model of coping with bereavement : Rationale and description*, Death Studies, 23(3), pp.197 ～ 224, 1999.
・Worden, J. W., *Grief Counseling and Grief Therapy : A Handbook for the Mental Health Practitioner*, Springer Publishing, 1982.（J. W. ウォーデン, 鳴澤實監訳, 大学専任カウンセラー会訳『グリーフカウンセリング──悲しみを癒すためのハンドブック』川島書店, 1993.）
・World Health Organization, *ICD-11 for Mortality and Morbidity Statistics*, 6B42 Prolonged grief disorder. (https://icd.who.int/dev11/l-m/en#/http%3a%2f%2fid.who.int%2ficd%2fentity%2f1183832314)
・髙橋聡美『大切な人を亡くした人の気持ちがわかる本──グリーフケア理解と接し方』法研, 2022.

トラウマが及ぼす影響とケア

自然災害とトラウマ・グリーフ

　自然災害とは、地震、津波、洪水、大雪、火山の爆発といった、自然現象によって生じる災害のことを指します。天候や自然は人間が直接コントロールすることができない現象ですから、古くから人間が恐怖を感じる対象でした。最近は地球温暖化による気候変動で自然災害の頻度が増しているといわれています。

　自然災害の被害によるトラウマの特徴は、「多くの人が一度に被災する」という点です。被災者でPTSDやうつ病のようなメンタルヘルスの問題となる人の割合は一定（約10％）ですが、災害の規模によって被災者が増えると、トラウマによる影響も大きくなります。

　また、死者が多い災害では特にメンタルヘルスの影響が強まります。例えば家族が亡くなった場合、被災者は遺族でもあるということになります。一般的に身近な人の死別によって起こる心理的反応（悲しみや苦悩、喪失感）のことをグリーフ（悲嘆）と呼びますが、被災者自身のトラウマ反応（自然災害後数日に起こるさまざまな心理的反応は、病気ではなく異常な状況に対する正常な反応とされます）とグリーフが重なることで長期的な影響がみられることもあります。災害直後には、心理的衝撃が強すぎて悲しみを感じることもできなくなり、周りから見ると不謹慎だと感じられることもあるくらいです。また、災害直後には無意識のうちに頑張ろうとする心の動きがあり、ふだんよりも明るく見える人もいます。しかし、こうした心理的な無理は長くは続かず落ち込みを見せることがありますので、注意が必要です。

　自然災害では多くの人が住居からの避難を求められます。避難生活が安全にできるか、という点も重要です。具体的には温かい食べ物が手に入るか、プライバシーが守られる空間か、女性や子どもを対象とした性暴力対策があるか、避難場所自体が安全か、正しい情報を得られるか、といった基本的な生活への保障が災害直後の心理的支援にもつながります。また、障害のある人や日本語理解が十分でない人等、さまざまな立場にも個別に配慮できる環境を整えることも大切です。

　近年では災害頻度が増しており、被災地域自体での対応が求められています。自治体レベルでは「受援体制」（支援を受ける側の立場での体制づくり）について考える必要があります。自治体職員は自身が被災者であっても働き続ける場合も多く、トラウマ反応が強く出ることがあります。また住民からの批判にさらされたり、責任を感じたりした結果、うつ状態になる人もいます。

　災害時の心理的支援について知りたい場合は、サイコロジカル・ファーストエイドについて学ぶとよいでしょう。関連のマニュアルや研修会をご参照ください。

大江美佐里

被害後の肯定的変化：
「心的外傷後成長」を支えるために

　被害にあった方に対応するなかで、支援者として、被害の影響の大きさや理不尽さに無力感を感じてしまうことも多いかもしれません。

　しかし、非常に困難な出来事や苦悩のなかから、人間は成長を経験できるという考え方があります。被害者のなかには何らかの肯定的な変化を見出している方も少なくありません。この考え方は、「心的外傷後成長（Posttraumatic Growth：PTG）」と呼ばれ、1990年代後半から提唱されるようになりました。アメリカの臨床心理学者のテデスキ（Tedeschi, R. G.）とカルフーン（Calhoun, L. G.）が、臨床経験をもとにPTGを表す内容を集め整理しました。そして、PTGは5つの領域、①他者との関係、②新たな可能性、③人間としての強さ、④精神性的（スピリチュアルな）変容、⑤人生に対する感謝、からなることを明らかにしました。

　例えば、①としては、既存の人間関係が温かなものとして感じられるようになった、②は、つらい体験のなかから人生の新たな道筋を築いた、⑤は、今まで当たり前だと思っていたことがかけがえのないことだと気づいたなど、つらい出来事を経験したからこそ得られる心理的な成長（プロセス全体）として説明されています。

　もちろん、PTGは苦悩を経験したすべての人に生じるものではなく、外から強要されるようなものでもありません。被害にあった方のなかには残念ながら病的な悲嘆や深刻なうつ状態が続く場合もあり、その場合は適切な医療機関に速やかにつなぐ必要がありますが、一方でPTGのような視点をもっていることも大切でしょう。

　被害にあった方は一時的に自分でコントロールしたり、判断したりする力を失っているととらえ、支援者としてはPTGの可能性に敏感なことが必要です。本人にとってPTGないし肯定的な心の変化のプロセスを手助けするものとして、次のような点があげられています。①起きた出来事に、自分なりのタイミングで徐々に向き合っていくこと。②人に話すこと。第三者に話すことで、自分の考えや感情を整理でき、悪いことのみ考えがちな侵入的思考から、多角的に考える意図的思考に変わっていくことができるようになる。③意味を問うこと。経験した出来事に意味があったのか、なかったのかを模索すること、その心の動きが大事。④振り返ること。不可抗力で起きた出来事のなかにも何か意味があったのではないかと考えること。

　中長期的支援を通して、支援者は、被害にあった方が安心して自分のペースで話せるように寄り添うといった傾聴の基本を守りながら、PTGの兆しを見逃さないようにしたいものです。その兆しが感じられたら、それを共有し増幅していくことが新たな一歩につながっていきます。

伊藤冨士江

（参考文献）
・宅香菜子『悲しみから人が成長するとき―PTG』風間書房，2014.

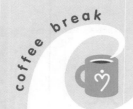

出会った3人のプロたち

1人目は警察官。

20年ほど前になりますが、長男が50ccのバイクで駅に向かっていたところ、対向車線から侵入してきた大型乗用車に正面衝突され、2日後に病院で亡くなりました。すぐに2人の警察官が病院にやってきて、「検視を行いますが、今日は無理なので、明日になります。ご遺体を病院の霊安室に置いてもらえない場合、どうしますか？ 警察に運びますか、葬儀屋に頼みますか」と尋ねられました。何のことかわからず、ポカンとしていると、若いもう片方の警察官が私のそばにきて、「病院がだめな場合でも、警察の霊安室はやめたほうがいいですよ」と教えてくれましたが、何のことかよくわかりませんでした。ずっと後になって、複数の遺族仲間から「突然警察署に呼ばれて、霊安室で家族に対面したときのショックは忘れられない」と聞き、初めて、あのときの警察官の真意を知りました。

2人目は救急隊員。

息子が着用していたヘルメットについて、担当の警察官から、「事故時にヘルメットを被っていなかったと聞きましたが」と言われました。夫は息子が出かけるときに見送り、ヘルメットの着用を確認していましたし、ヘルメットには血がついていました。それでも、念のため救急隊員の方に伺うと、「ヘルメットは息子さんのすぐ脇に落ちていました。きちんと着用していない場合、ヘルメットは衝撃ではるか彼方に飛ばされてしまいます。すぐ脇にあったのは、きちんと被っていたということです」と明言してくれました。

3人目は市役所の職員。

息子が亡くなって数日後、市役所に埋葬許可書を取りに行きました。窓口の職員は許可書を手渡しながら、「息子さんは学生のときに国民年金に加入されていましたね。国民年金から死亡一時金が出ますよ。手続きは簡単ですから、今できるところまでやっておきますね」と言ってくれました。加害者の車には自賠責保険、任意保険もかかっていなかったため、医療費も自分で払わなくてはならない、そんなときでした。

今もそれぞれの情景を記憶しています。突然家族を亡くし、茫然自失のときに誠意をもって接してくれた3人のプロの姿に、無言の励ましを感じました。とかく支援者による二次被害が語られますが、プロの淡々とした、けれど、心のこもった対応は、被害者・遺族の心に安心感を与えてくれるのです。

犯罪被害者団体ネットワークハートバンド　鴻巣たか子

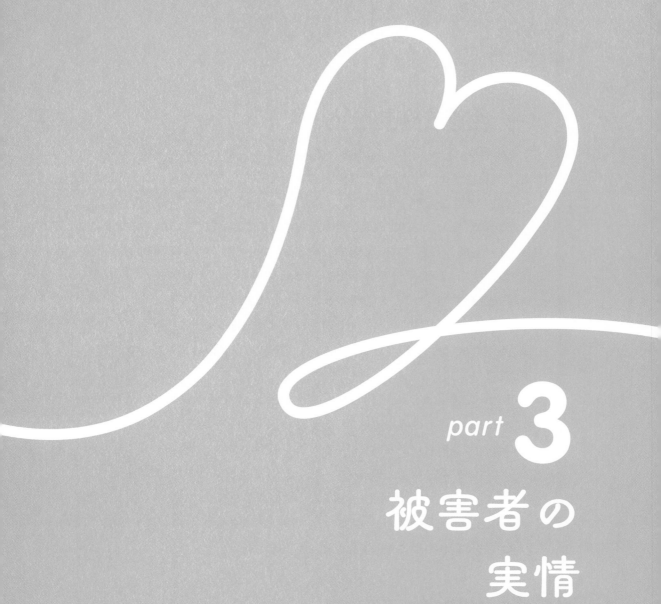

part **3**

被害者の
実情

1 被害者の枠組み

1 被害者の定義

　「被害者」とは、刑事訴訟法第230条では、「犯罪により害を被った者」を指していますが、さまざまな事件、事故・人災により被害を受けた人の総称として使用することが一般的です。

　狭義の定義としては、犯罪被害者等基本法による定義があります。それによると、「犯罪等」とは、犯罪及びこれに準ずる心身に有害な影響を及ぼす行為を指します。また、「犯罪被害者等」とは、犯罪等により害を被った者及びその家族又は遺族（以下、被害者等）としています。この"等"とついている訳は、被害当事者だけではなく、その家族や遺族を含んでいるためです。家族や遺族のなかには、被害にあった者の子どもや父母、兄弟姉妹も含んでいるためです。

　広義の定義としては、「何らかの被害を受けた人」となります。諸澤[1]は、このような被害者の権利として「知る権利」「被害から回復する権利」「刑事司法に参加する権利」があるとしています。被害には暴力が介在することも多いわけですが、森田[2]によると暴力とは、人が本来有する「安心して生きる権利」「自信を持って生きる権利」「選択の自由の権利」を奪うものであり、人権侵害であると述べています。part3では、「被害者」を権利の主体の見地から、「他人によって権利の侵害や損害を受けた者」と定義します。

2 被害者の範囲

　被害者の範囲は、人によってとらえ方がさまざまです。刑法犯としての被害者は、凶悪犯（殺人・強盗、強制性交等[※1]、放火等）、粗暴犯（暴行・傷害等）、窃盗犯（侵入盗等）、知能犯（詐欺、偽造、汚職等）、風俗犯（賭博等）などが

あります³⁾。

　警察庁が定期的に行ってきた犯罪被害類型別調査というもののなかで、2017 年度以降は、主な犯罪被害者等として、「犯罪被害類型」を性的な被害、交通事故、殺人・殺人未遂又は傷害等（死亡又は全治 1 週間以上）の暴力犯罪に加えて、配偶者からの暴力（DV）、ストーカー行為等、児童虐待もその対象とされるようになっています。

　もちろん、これらの被害類型に入ってこないさまざまな被害も数多とあります（図表 3―1）。ハラスメントなど自分が被害を受けたと思えば「被害者」と認識される類の被害もあります。逆に、SNS 手法による性被害など、深刻な被害を受けていても「被害」として認識していない、あるいはさまざまな理由からできないものもあります。

図表 3―1　被害の例

- 殺人（傷害致死）　　　・強盗（致死傷）　　　・暴行・傷害
- その他の身体犯　　　・強制性交等　　　・強制わいせつ
- その他、意に反した、極めて不快な性的体験　　　・交通（死亡）事故
- 危険運転致死傷　　　・DV　　　・ストーカー　　　・虐待
- 詐欺・窃盗　　　・放火　　　・有毒物質曝露
- 監禁　　　・財産的被害　　　・戦争体験
- その他、ほとんどの人は体験しないような、ひどい、ショッキングな出来事
- その他、過失致死

3　被害者の数

　犯罪被害者等の数としては、2020 年の刑法犯総数は 61 万 4231 件（内訳：凶悪犯は 4444 件、粗暴犯は 5 万 1829 件、窃盗犯は 41 万 7291 件、知能犯は 3 万 4065 件）、交通事故発生件数は 30 万 9178 件となっています。児童虐待相談対応件数は 20 万 5044 件、児童虐待通告児童数は 10 万 6991 件、DV 相談件数は 12 万 9491 件となっています。

　虐待や DV は増加傾向にありますが、一方で、刑法犯でみる犯罪被害者等の数は減少傾向にあります。その理由の 1 つとして、犯罪の主な加害者は 30 歳未満の若者であるため、少子・高齢化の進行とともに犯罪は減少しているためだという研究者もいます⁴⁾。

※ 1　刑法の一部が改正（2017 年 7 月 13 日施行）され、強姦の罪名、構成要件等が改められたことに伴い、「強姦」が「強制性交等」に変更されました。

4 潜在的な被害者

　そもそも、数値として現れてくる被害者は、実際の被害者の氷山の一角です。1989 年から、犯罪被害の国際比較を目的として、国際連合機関の指導等のもとに行われている直近の「犯罪被害実態（暗数）調査」を見ると、被害態様別被害申告率（個人犯罪被害のみ抽出）は、図表 3—2 のように、「届出なし」の回答が約 4 〜 8 割に及んでいます。警察庁の 2018 年調査[5]においても、警察への通報率は、交通事故（91.1％）、殺人・傷害（48.8％）、児童虐待（5.0％）、DV（9.6％）、性的な被害（20.1％）となっており、事件が警察に認知されていない事案は多数にのぼります。そもそも、いじめ、ハラスメント、ヘイトクライムといった「犯罪と認知されていない犯罪」も多数存在しており、潜在的な被害者は多くいると考えられています。

図表 3—2　被害態様別過去 5 年間の被害申告率（2019 年調査）

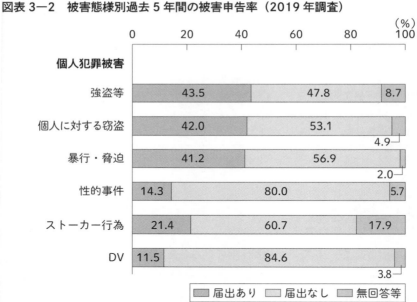

出典：法務省「令和元年版 犯罪白書 第 6 編第 1 章第 2 節 6-1-2-3 図 31 年調査 被害態様別過去 5 年間の被害申告率」2019. を一部改変

2 被害者に起こること

1 心身の異変

何らかの衝撃的な出来事に遭遇すると、さまざまな問題が生じるといわれています。心の状態像として、急性ストレス障害（ASD）から始まり、心的外傷後ストレス症（PTSD）、うつ病、睡眠障害の罹患や、対処行動の結果として自傷行為や嗜癖の問題が生じることがあります（part2 参照）。また、それらの状態像に加えて、退行、解離や健忘、孤立無援感や疎外感、無力感、悲嘆、恥や罪悪感にとらわれ、サバイバーズ・ギルト（自分が生きていることへの罪悪感）が生じてくることもあります。

個人差やその反応がみられる時期の違いはありますが、図表3—3のように、さまざまな身体面、思考・認知面、心理・感情面、行動面の変化が生じることが知られています。

2 日常生活の変化

一度きり（単回性）の被害と、長期反復的なトラウマ体験の被害で現れ方に違いはありますが、例えば前者の被害の場合、被害にあったときを境に、さまざまな生活問題が生じることが知られています。

❶ 被害後に生活のなかで起こる変化

身体的に支障を負った場合、職場や学校を欠席せざるを得なくなります。身体的に支障がなかったとしても、精神的に職場や学校から足が遠のいてしまうこともあります。自宅や自宅付近で事件が起こってしまったとき、自分の居場所であるはずの自宅がトラウマの場所となり、その家に住み続けることが難しくなることもあります。当然、生活習慣が乱れることが多いです。眠りにつけ

図表3-3　被害によって生じる変化

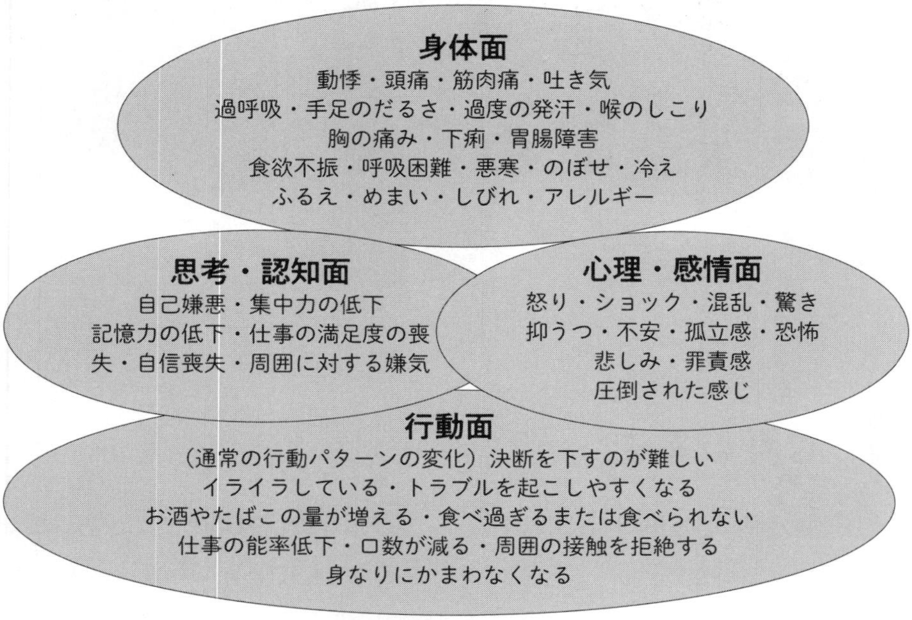

身体面
動悸・頭痛・筋肉痛・吐き気
過呼吸・手足のだるさ・過度の発汗・喉のしこり
胸の痛み・下痢・胃腸障害
食欲不振・呼吸困難・悪寒・のぼせ・冷え
ふるえ・めまい・しびれ・アレルギー

思考・認知面
自己嫌悪・集中力の低下
記憶力の低下・仕事の満足度の喪
失・自信喪失・周囲に対する嫌気

心理・感情面
怒り・ショック・混乱・驚き
抑うつ・不安・孤立感・恐怖
悲しみ・罪責感
圧倒された感じ

行動面
（通常の行動パターンの変化）決断を下すのが難しい
イライラしている・トラブルを起こしやすくなる
お酒やたばこの量が増える・食べ過ぎるまたは食べられない
仕事の能率低下・口数が減る・周囲の接触を拒絶する
身なりにかまわなくなる

これらの反応（症状）は、何らかの犯罪被害に遭遇すると、誰にでも起こり得る当然の反応です。早期からのサポートがこれらの反応に効果があることが知られています。

なかったり、食欲がなくなったり、今までの通勤・通学経路が怖くて使えないといった支障も出てきます。家族の一時的なけがや病気等の場合であれば、家族は助け合ってその場を乗り越えようとすることも多いものですが、被害経験は、家族の関係性にも亀裂をもたらすことがあります。誰かが亡くなったり、過熱報道で事実と異なることを掻き立てるなど誹謗中傷があったりするときなど、家族間の気持ちに温度差が出てきて、家庭関係が崩れてしまうこともあります。事件の衝撃や悲しみから家事・育児・介護などが事件前まではできていたのに事件後はできなくなることもありますし、実際的な家事等を担っていた者が被害にあうことで被害後その役割を担う人がいなくなってしまい路頭に迷うこともあります。

❷ 被害者の家族に起こる変化

最近まで注目されてきませんでしたが、被害にあった当事者の子どもや、きょうだいの問題もあります。家族として同じように、あるいはそれ以上に子どもなりに傷ついているものです。ただ、例えば親が被害者になった場合、初期は、親に迷惑をかけてはならないと気丈にふるまうので問題だと認識されないことが少なからずあります。しかしながら時間が経ち、周囲が事件から落ち

着いてくる頃に学校に行きづらくなったり、ひきこもったりすることも出てきます。

　被害にあうと、被害の当事者もその家族も、周囲の人間関係がうまくいかなくなることがあります。腫れ物に触られるかのような対応をとられたり、奇異な目で見られているかのように感じたり、自ら疎遠になりがちであるともいわれています。

　特に性的な被害にあった場合等は、人間関係で難しくなることもあります。侵襲的な出来事のフラッシュバックと人間不信の強まりにより、性的な関係を築くことが今までどおりのようにいかなくなり、関係性で悩むこともあります。

　ほかにも、さまざまな日常生活の変化が起こってくるといわれています。

図表3-4　被害者に起こる日常生活の変化

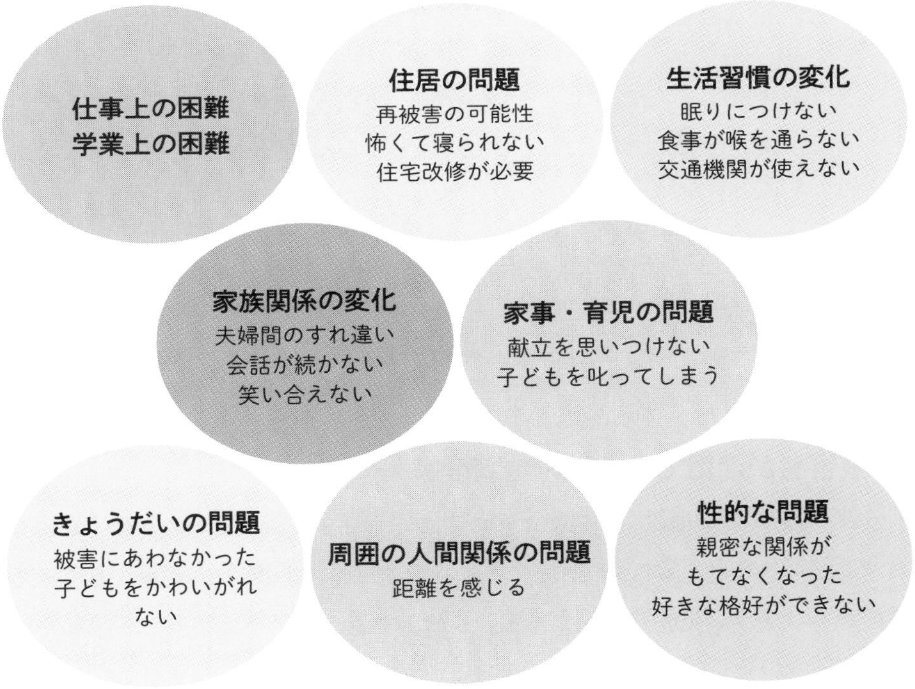

仕事上の困難
学業上の困難

住居の問題
再被害の可能性
怖くて寝られない
住宅改修が必要

生活習慣の変化
眠りにつけない
食事が喉を通らない
交通機関が使えない

家族関係の変化
夫婦間のすれ違い
会話が続かない
笑い合えない

家事・育児の問題
献立を思いつけない
子どもを叱ってしまう

きょうだいの問題
被害にあわなかった
子どもをかわいがれ
ない

周囲の人間関係の問題
距離を感じる

性的な問題
親密な関係が
もてなくなった
好きな格好ができない

3　経済的負担の状況

　被害者の経済的な問題は、支援者には支援しづらいところでもあり関与が少なくなってしまいがちですが、大変重要な問題であり、被害当事者団体が施策のなかで検討を進めてほしいと懇願してきた事項の1つです。

❶ 被害後にかかる主な費用

　被害にあうと、多くの場合、生活が一転します。貯蓄をつぶして初めは対応できても、徐々に経済的に逼迫していき、生活が立ち行かなくなってしまうことも往々にしてあります。

　被害後の治療に伴う検査や医療費、裁判所や職場に提出する診断書費用、医療機関等への交通費や入院者が出た場合の紙おむつ、食費、差額ベッド費、犯罪被害が原因で勤務できなかった間の生活費、誰かが亡くなった場合は、遺体搬送費や葬儀費用、子どもが小さいと保育費が必要なこともあるでしょう。裁判を視野にいれると弁護士費用や、住宅改修・住宅改造費用もかかってきます。

図表 3−5　被害者の経済的負担の例

必要となる医療費*1　　診断書費用
身体の安全を確かめるための検査費用*2　　（中絶費用）
医療機関への交通費　　家族の介護のための費用
紙おむつ　　病院の食費　　差額ベッド費
犯罪被害が原因で勤務できなかった間の生活費
亡くなった場合の遺体搬送費　　葬儀費用　　保育費
弁護士費用　　裁判時の交通費*3　　調書の謄写費用
転居費用　　住宅改造費用　　住宅改修費用

＊ 1：犯罪被害者等給付金の重傷病給付金に該当するが、上限額は 120 万円。親族間犯罪は 4 割を占めるものの、親族というだけで全部または一部が支給されない。
＊ 2：警察に相談または届け出た者には緊急避妊等の公費負担ができる。
＊ 3：被害者参加人として出廷するときのみ、旅費等支給が行われるようになっている。

❷ 被害者が活用できる給付金制度等

　一部の地方公共団体では見舞金や貸付金が支給される制度がありますが、見舞金は額が限られ、貸付金制度をもっている地方公共団体は大変限られている現状があります。犯罪被害給付制度（part6 参照）は年々支給要件の緩和や支給対象期間の延長等を行っているものの、支給が認められる被害者はごくごく一部にとどまっています。例えばイギリスの場合、給付金の支給対象者は日本の 200 倍、支給額総計は 30 倍と大きな隔たりがあります。日本では、公的な経済的サポートは、一部の被害者にしか行き届いていない実情があり、犯罪被害者団体が声を上げています。

　本来は加害者が金銭的な支払いをすべきですが、加害者側から支払ってもらえる被害者はごくわずかです。民事裁判にしたところで、賠償額が確定しても支払ってもらえないこともしばしばです。そのため、刑事事件のなかで損害賠償命令制度（part6 参照）ができました。しかし、その制度のなかで賠償額が

決定しても、実際に支払われたのは賠償命令額の 3% に満たないと報告されています[6]。

（引用文献）
1） 諸澤英道『被害者学』成文堂，pp.584 ～ 586，2016.
2） 森田ゆり『子どもと暴力──子どもたちと語るために』岩波書店，pp.42 ～ 43，1999.
3） 警察庁「令和 3 年の刑法犯に関する統計資料」p.1，2022.
4） 浜井浩一「なぜ犯罪は減少しているのか（課題研究 犯罪率の低下は，日本社会の何を物語るのか？）」『犯罪社会学研究』第 38 巻，pp.53 ～ 77，2013.
5） 警察庁「平成 29 年度 犯罪被害類型別調査 調査結果報告書」2018.
6） 「「犯罪被害者支援弁護士フォーラム」追跡調査結果」2018 年 2 月 28 日読売新聞

調査からみる被害者の状況

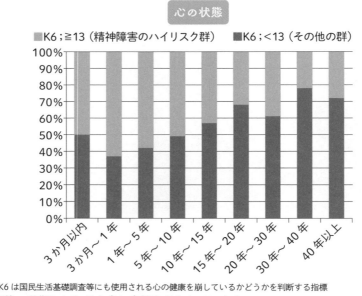

心の状態

■ K6；≧13（精神障害のハイリスク群）　■ K6；<13（その他の群）

＊：K6 は国民生活基礎調査等にも使用される心の健康を崩しているかどうかを判断する指標

被害後、長期にわたり心身に支障をきたしています。

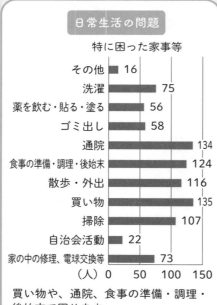

日常生活の問題

特に困った家事等

項目	人数
その他	16
洗濯	75
薬を飲む・貼る・塗る	56
ゴミ出し	58
通院	134
食事の準備・調理・後始末	124
散歩・外出	116
買い物	135
掃除	107
自治会活動	22
家の中の修理、電球交換等	73

（人）0　50　100　150

買い物や、通院、食事の準備・調理・後始末で困ります。

社会生活の問題

事件後の社会生活（％）
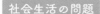
■ 有　□ 無

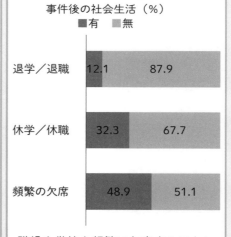

	有	無
退学／退職	12.1	87.9
休学／休職	32.3	67.7
頻繁の欠席	48.9	51.1

職場や学校を頻繁に欠席することになったり、休職／休学したり、退職／退学となってしまうことも多いです。

大岡由佳

（参考文献）
・大岡由佳・大塚淳子・岸川洋紀・中島聡美「犯罪被害者等の実態から見えてくる暮らしの支援の必要性——511 名の犯罪被害者等の WEB 調査実態調査結果から」『厚生の指標』第 63 巻第 11 号，pp.23 〜 31，2016.

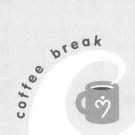

犯罪被害者等を支える
特化条例の拡がり

●犯罪被害者等特化条例制定の動き

　8年前に「被害者が創る条例研究会」(以下、条例研究会)を立ち上げました。当時、犯罪被害者等特化条例は6県に存在するのみでしたが、2022年4月1日現在、未制定なのは数県のみとなっています。条例研究会は当初から具体的な支援に言及した特化条例(以下、被害者条例)の制定を求めてきました。

　昨今、被害者支援は格段に進歩してきましたが、今も被害者は、事件・事故にあったその日から二度ともとの生活に戻ることはできず、次から次へと押し寄せる困難に圧倒され、日常生活を続けていくことも難しい状況におかれています。

　支援の起点は警察、被害者支援センター、その他の機関などさまざまですが、生活していくうえで欠かせない制度やサービスの多くを提供できるのは、被害者が生活の基盤をおく地方自治体です。自治体には支援に必要な資源、制度やサービスだけでなくそれを使いこなせる人材があります。それゆえ、支援を提供するための根拠としての条例が自治体には不可欠なのです。

●犯罪被害者支援条例の拡がり

　条例研究会は発足と同時に、ハートバンド(犯罪被害者団体ネットワーク)のアンケート調査(2013年実施)に寄せられた被害者の声に基づいて、市町村における犯罪被害者等基本条例案を作成しました。現在第5版を発行し、2017年には、ガイドブック『すべてのまちに被害者条例を』を発行しています。

　最近施行された被害者条例には、条例研究会が求めてきた意見が多く含まれていますが、さらに今後はすべての条例において、学校における教育や緊急支援に関する条文などが取り入れられることを願っています。

　ただ、全国の都道府県・市町村に被害者条例ができれば、それで「完」、ではありません。条例に基づき、すべての被害者に必要な支援を提供する必要があります。都道府県や政令市の総合的対応窓口に福祉・保健分野の専門職で、かつ相談業務に精通した人材を配置し、市町村と連携して支援にあたってほしいものです。

　また、特色のある被害者条例の制定が重視される結果、支援内容にかなりばらつきがあるのも事実です。条例全体の水準が上がるのは望ましいことですが、より使いやすい支援に集約されていくことを期待しています。加えて、条例制定後の支援内容の評価も欠かせません。まずは支援実績を公表していただき、よりよい支援に結びつけていただければと願っています。

被害者が創る条例研究会　鴻巣たか子

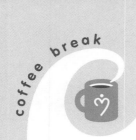

民間被害者支援団体が行政に望むこと

　筆者は公益社団法人被害者支援都民センターに勤務しています。当センターでは、犯罪被害者やそのご家族などに対し、電話や面接での相談、関係機関への付き添い、自助グループへの支援などを行っています。東京都と協働し、当センター内に、犯罪被害者等のための東京都総合相談窓口を設置しています。都や市区町村、警察等の関係機関との定期連絡会議や自治体職員を対象とした実地研修を行ったり、市民への広報・啓発キャンペーンを自治体と共催したりすることなどもあります。以下は私たち職員が、日々の実践のなかで、行政の方々にこのような支援や活動をしてもらえたらありがたいと感じていることです。

　まず、被害者に直接対応するような場面では、被害者に共感し、柔軟に対応していただきたいと思います。例えば、市区町村の被害者支援担当者に、行政業務の範疇外の内容にもかかわらず、被害者が窓口を訪問するたびに親身に対応してもらったことがありました。共感することの大切さを知ってほしいと思います。

　被害者の負担を減らすための工夫も重要です。例えば被害者の相談内容が複数の課にまたがる場合、被害者がそれぞれの窓口に行くこと自体が負担になりますし、何度も被害内容を思い出して伝えることで傷を深めてしまうこともあります。1つの会議室に担当者たちが出向くなどの工夫を模索してほしいと思います。

　また、被害者の訴えを待つのではなく、被害者の状況に応じて、既存の制度で何ができるのかを考え、利用できるものを被害者に提案していただきたいと思います。また、住民に身近な自治体という強みを活かして、被害者宅への訪問や家事・育児等の支援のほか、自宅に住めなくなった被害者のための住宅の確保や当座の資金援助も、施策として導入してほしいと思います。

　以上のような支援を行うために、行政の方々には、ぜひ被害者支援に関する研修を受けていただきたいと思います。二次被害を防ぐために被害者の心理や望ましい対応を知るとともに、当センターのような民間被害者支援団体のことも知り、連携して支援に取り組めたらありがたいと思います。また市民への広報を行い、犯罪被害が自治体で対応する事柄であることを伝えていただきたいと思います。少しでも多くの被害者が支援につながるよう取り組みを進めてほしいと思います。さまざまな期待を込めて書き連ねましたが、私たちは、今後も行政の皆様とよりよい連携関係をつくり、被害者のための支援の輪が広がることを望んでいます。

公益社団法人被害者支援都民センター犯罪被害相談員　石井涼子

part **4**

支援のノウハウと
留意点を学ぶ
—— 支援の手順

1 信頼関係を築く
（ラポール形成）

被害者との最初の出会い方は、今後の支援がどのように進んでいくかを決定するほどのまたとない大切な機会です。まず聴く、そして、受け止める姿勢が何よりも大切です。

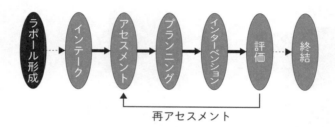

ラポール形成 ⇢ インテーク → アセスメント → プランニング → インターベンション → 評価 ⇢ 終結

再アセスメント

1 自己紹介をする

まず、自己紹介をすることから始めましょう。機関と相談窓口の役割を簡単に述べ、相談を受けるに際して秘密が守られることをわかりやすく伝えます。人や社会へ不信感を抱いている被害者が多いため、被害者の同意なく情報を開示しないことをしっかりと明言しましょう。

2 心を込め、耳を傾けて聴く・受け止める

聴いて、受け止めるための基本は、受容と共感です。

受容とは、「そうですね」「なるほど」など、共感とは、「大変でしたね」「つらかったですね」などの受け答えを意識的にすることを指します。

被害体験があまりに壮絶であるとき、その体験を言葉にして理路整然と他者に伝えることを困難に感じていることがよくあります。その感情は大切にしつつ、「自分は話を聴いています。理解しようとしています。何かできないかと

考えています」といった目の前の被害者と向き合っている気持ちや姿勢が伝わるように受容・共感をしていくことが大切です。機械的に受容・共感を行おうとすると、被害者には見透かされてしまいます。

3 安全性・緊急性を見極める

　相談が、来所によるのか電話によるのかで異なりますが、相談者である被害者の安全や緊急性、健康状態をまずは確認しましょう。被害者が、再び被害にあわないように安全な場所を確保し、被害者が安心できる場所に移るよう促していくことが大切です。また、来所の場合は、被害者が安全に安心して相談でき、守秘義務が守られるよう、カウンターではなく独立した相談室など相談環境を整えていくことが、その後の支援関係におけるラポール形成に役立ちます。

【被害直後の電話相談の場合】
① 「今いる場所は安全ですか」
② 「おけがはしていませんか」
③ 「誰かそばにいてくれる人はいますか」
④ 「私たちがそちらへ行きましょうか」(可能か否かは相談機関の事情により異なる)

被害者支援のコツ

●安心して話のできる場を選ぶ

例：来所の場合は、相談中の姿を他人に見られない、声が周囲に漏れない部屋を用意
する。

被害者に座る位置なども含め安心できる空間を選んでもらう。

●被害者にとってわかりやすいように話す

例：専門用語は避け、できる限りわかりやすい言葉を選んで使う。

●支援者自身が自分のものの見方・考え方のパターンを知っておく

例：深刻な話を聴くと緊張しやすい。

すぐに同情して適度な距離感が保てない。

女性役割・男性役割にこだわる。　　など

●「内容の把握に時間がかかる」→「要約」を意識的に活用

・限られた時間内に効率よく情報収集をする。「○○なのですね」など相手の話をま
とめて、伝え返す。

・正しければ、相手は安心してくれる。「ところで」と話をリードすることも可能で
ある。

・間違っていれば相手が正してくれる。

・「大変でしたね」など共感しながら、傾聴する。

●被害を打ち明けられたときの望ましい言葉かけ

① 「打ち明けてくれてよかったです」（「信じます」＋「話してくれてよかった」）

「打ち明けてくれてありがとうございます」

「信頼して話してくださってありがとうございました」

② 「あなたは一人ぼっちではない」

③ 「力になりたい」

●してはいけないこと──「支援」と称した「支配」

・指示や命令／「落ち着きなさい」

・忠告、モラルの押しつけ／「家族に話すべきだと思います」

・主導権を握る／「信じて。何でもやるから」

・非難・批判／「どうしてもっと早く電話しなかったのですか」

「前にも同じことがあったんじゃありませんか」

・同情、気休め／「かわいそうに」「心配しないで。よくなるわよ」

大岡由佳

（参考文献）

・竹下小夜子「被害者に接する際の留意点」『平成 26 年度地方公共団体職員等に対する犯罪被害者等施策に関する研修
事業報告書』

2 被害者の状況を把握する（インテーク）

主に来所相談において、初めて被害者やその家族からまとまった話を聴くことを「初回面接」や「受理面接（インテーク）」と呼びます。

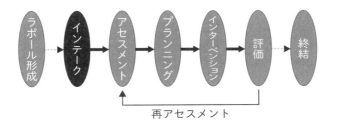

再アセスメント

1 必要な最小限の情報を把握する

インテークの基本としては、被害者が訴えることに十分に耳を傾けることが重要です。

初めから質問責めにしてはいけません。特に初回の対応では、被害者の想いを十分に受け止めることが肝心です。「受け入れられた」という感覚が被害者に芽生えなければ、次の具体的な支援につながっていきません。支援者がかかわる際に必要な最小限の情報（問題点と解決を必要とする課題）を把握しようとする姿勢が求められます。

2 被害者の全体像をとらえる

ここでは、被害者の心情などを十分に受け止めながら、支援者が「被害者の全体像」をイメージできることが大切です。

① **被害者の直面している問題、主訴を正確に把握する。**
　→直面している問題は何か、被害者は何を解決したいのかを把握することが大切です。
② **来所理由、来所経路を明らかにする。**
　→家族あるいは本人が、なぜ相談に来たのか、どこから紹介されたかも把握しておきましょう。
③ **問題発生から現在に至る経過を把握する。**
　→どこで、誰が被害にあい、現在、その事件はどのように扱われているか、起訴か不起訴か、裁判中か結審した（審理が終了した）のかなど、事件内容を聴きます。なお、何らかの事情で被害届を提出していない場合もあれば、相談に行ったが事件化されず被害から何年か経過してしまった場合もあります。
④ **被害者および家族の対処能力を見極める。**
　→被害後、被害者やその家族がどのように対処してきたかを知ることで、被害者らの「力」「健康の度合い」等を知ることができます。自力で人生を歩むことの妨げにならないように、被害者ができることまでも支援者がしてしまわないように意識する必要があります。
⑤ **被害者あるいは家族がその機関の援助を受ける意思があるかないかを確認する。**
　→周囲から相談を勧められて連絡してきた場合などもあるため、今後、被害者が当該機関の援助を受ける意思があるかないかを確かめておくことは重要です。当該機関で支援が可能な事案か、他機関のほうが適切かを見極めます。

3 被害者が語る事実を信じて受け止める

　支援者が被害者の全体像をつかもうとしているとき、一方で被害者も、相談機関が何をしてくれそうなのか、また支援者とはどのような人物なのか、といったことを推し量ろうとしています。具体的に述べれば、この支援者は信用できるのか、自分を受け入れてくれるのか、このことは話したほうがよいのか、またがっかりさせられるだけではないか、自分の思い過ごしと思われるのではないか、自分は気が狂っていると思われるのではないかといった不安や緊張などさまざまな想いのなかに被害者はいます。

　そのため、電話や面接による相談時、被害者が防衛的にふるまったり、あまりに攻撃的であったり、極端に冷静に淡々と話をするということもあります。しかし、自然体でふるまえない被害者であればあるほど、被害に圧倒されている状態であったり、二次被害を受けて立ち直りが困難な状態になっていたりすることが想定されます。一方、あまりにスラスラと被害体験を語る被害者の場合は、解離していたり、感情麻痺が起こっている可能性もあります。支援者は、そのような緊張や不安状態、感情麻痺状態にある被害者などの状況を十分に理解したうえで、被害者の語る事実を信じてしっかり受け止めることが大切です。

4 被害者のペースを尊重する

　被害者にとって他者に話すという経験は、自分の内部にわだかまっている不安や疑問を吐き出し、和らげるとともに、問題を自分で整理する機会にもなります。また、結論を出さなければならない場合でも、行きつ戻りつの時間が大切です。解決すべき問題を明らかにする作業や問題解決を急がせることなく、じっくり被害者の話を聴き、受け止めることが重要です。緊急の場合以外は結論を急がず、被害者の意思決定を待ちましょう。

二次被害①（言葉編）

　二次被害とは、「犯罪の結果としての被害に付随してもたらされる追加的苦痛、例えば、友人・親戚・刑事司法制度などによる間違った扱いによって生じるもの」[※1]と定義されてきました。

●言わなくてもすむ言葉は言わない

　例えば、「なぜそこに行ったのか？」と聞きがちですが、これは自責の念を余計掻き立てることになってしまいます。何かを問いかけるとき、「どうしてこれを聞く必要があるのか」ということをよく考えてから聞くようにしましょう。

●二次被害を与えてしまうかもしれないことを意識する

　単に状況を確認するつもりで聞いただけかもしれませんが、そのことで、傷ついたと感じる人もいると理解しておくことが重要です。

二次被害を与えるかもしれない言葉

よく言ってしまいがちな言葉	被害者の心情として多いもの	受け入れやすい言葉
お気持ちはよくわかります。	どうわかるというのか。簡単にわかるはずがない。	大変な思いをされていますね。
大丈夫、よくなりますよ。	大丈夫でないから相談にきているのに。よくなることが確約できるのか。	事件前のようにはなれないかもしれないけど、時間の経過とともに今のおつらい状況は、和らぐといわれています。
忘れたほうがいいですよ。	一生忘れることなんかできない。事実をなかったことになどできない。	忘れることができなくて当然です。
早く元気になってください。	無理だ。	少しでも眠れたり、ご飯を食べたりすることができればいいですが。
頑張ってください。	生きることが苦しいのに、これ以上どう頑張るのか。	一緒に考えさせてください。
あのとき○○すればよかったのに。あのとき△△しなければよかったのに。	十分に自分を責めているのに、これ以上責めないで。	悪いのは加害者です。あなたが悪いのではありません。
ほかにも同じような人はいる。あなただけじゃない。	比較できない。	お一人ひとり違って当然です。
残されたきょうだいがいるじゃない。	あの子の代わりなんていない。	○○がいなくなって、つらくて当然です。
私だったら生きていられない。	生きている私っておかしいのか。	ここまでよく頑張ってこられましたね。

大岡由佳

※1　諸澤英道『被害者学』成文堂, p.215, 2016. より引用。

二次被害②（電話での対応編）

　電話で対応する場合や、他機関に照会をかける際には、二次被害が生じやすいので、細心の注意を払う必要があります。

●最初の電話で、相談をあきらめてしまうケース

　初動の電話対応が原因で、被害者が相談をあきらめてしまう次のようなケースがあります。

・電話に出た職員が自分では話を聞こうとせず、「担当者が不在なので、後でかけ直してください」や「少々お待ちください」と言ったまま、ずっと電話口で待たせる。

　→やっとの思いで電話した被害者は、あきらめてしまうことになりかねません。

・（うまく対応できるか不安だったり、難しい事案を抱えたくないなどの理由から）かかってきた電話をすぐにほかの部署や機関に回す。

　→結果として被害者はたらい回しにされていると感じます。

●間違った情報を伝えてしまうケース

　間違った情報を伝えてしまうのには次のような理由などが考えられます。

・電話がよく聞き取れなかったり、相談の内容がよくわからなかったため。

・最新の情報を確認していないため、関係機関の名称や電話番号が変わっていることに気づかなかったため。

・リファー先リストに載っている関係機関の業務内容を把握していなかったため。

　例：「2週間以上仕事に行けていなくて、このままだと辞めなくてはいけないかも……」と聞いて、まずは自分が相談事由や状況を確認して判断すべきところ、すぐに労働基準監督署の電話番号を伝えてしまった。

　　　→相談されると、「何か伝えなくては」と思うことからミスマッチが起こることがあります。

●リファー先を伝えるときにすべきこと

・被害者にリファー先を教えたら、被害者の了解を得たうえでリファー先に連絡をとり、○○さんから電話がある旨を伝えます。

・リファー先に連絡することが無理な場合は、被害者には「ご紹介した機関で話を聞いていただけない場合などは、また一緒に考えましょう」などフォローが必要です。

●相談時の口調や声の大きさ、内容にも注意

・電話で相談を受けているときに、つい「えっ！　レイプにあったんですか？」などと大きな声で反応してしまうことがありますが、被害者にショックを与えるだけでなく、周囲にも聞こえてしまうので、注意が必要です。

　このほかにも、被害者に対する安易な約束をしない、価値観、倫理観などを押しつけない、被害者の自己決定の尊重、被害者が安全で安心できる支援の提供、被害者の人権やプライバシーの保護に配慮するなども意識して、二次被害防止に努めましょう。

大岡由佳

3 被害者の状況を明確化する

（アセスメント）

アセスメントの段階では、被害者が抱えている・直面している問題点は何かを整理して明確にし、ニーズや意思、被害者を取り巻く社会環境などの情報を得て解決の方向性を見定めます。

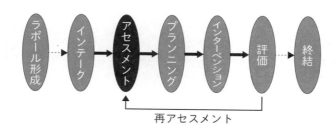

【アセスメントで明らかにすること】
- 被害状況の概要
- 被害者の安全確保や家族の安否
- 現在と被害以前の心身の状態および治療状況
- 現在抱えている問題
- 周囲の人や他機関からのサポートの状況
- 被害以前の生活の状況や問題
- 現在の司法手続きの状況

資料：中島聡美・成澤知美・淺野敬子・深澤舞子・鈴木友理子・金吉晴『犯罪被害者に対する急性期心理社会支援ガイドライン』国立精神・神経医療研究センター精神保健研究所成人精神保健研究部, p.21, 2013. をもとに筆者作成

1 問題の明確化と整理を行う

被害者の問題の明確化と整理を行ううえで意識しないといけないことは、「被害者等のニーズ」がどこにあるかです。ニーズとは、単に欲求や需要にとどまらず、以下の3つに分けることができます。

① 本人あるいは家族が援助してほしいと望んでいるもの

② 本人あるいは家族が実際に生活上で困っているもの

③　専門家の目からみたときに援助が必要と思われるもの

　特に、犯罪被害者の多くが事件直後には混乱をきたし、考えがまとまらない状態にあることがよくあります。そのような危機状態のときに「何に困っていますか」と要望をストレートに聞く問いかけは、時期によっては適切とはいえない場合があります。また、「大丈夫ですか」と漠然と問いかけることも避けたいものです。漠然と「大丈夫ですか」と聞かれても被害者は何とも答えようもなく「大丈夫です」と答えるしか術はありません。

　したがって、被害者の状況を評価するには、司法手続きの状況や心身の状況、社会生活状況、家族の状況について、できる限り具体的に例をあげながら尋ね、そのなかでみえてくる生活上の問題・ニーズを見極めていくことが重要です。

2 被害前の被害者を知る

　アセスメントで大切なことの1つに、被害者が元来もっている力（問題解決能力）の評価を行うことがあります。被害者は、被害にあったことで一時的に力を失った状態に陥っていても、もともと健康さや困難に対処する方法をもち合わせています。被害を受け誰も助けてくれる人がいないという困難のなかで、自分で何とか生き抜いてきた人々です。被害直後は心理的に動揺がみられ病的だと感じたとしても、それが被害による一時的な状況であることをよく理解し、すぐさま病人扱いをすることがないよう留意したいものです。

3 誰が支援を求めているか明らかにする

　被害者が支援者に対して、どの程度の支援を期待しているかを被害者等の言葉や態度から評価することも、今後の支援を考えるうえで参考になります。

　特に深刻な犯罪被害では、被害を受けた当事者よりも先に、その家族や知人が相談に来ることも往々にしてあります。

　そのような場合、家族が支援を求めているのか、あるいは本人も支援を求めているのかを把握しておくことは重要です。被害者自身の意向を踏まえることなしに、支援を展開すべきではないでしょう。被害者の家族の意向のみで始まった相談支援であれば、まずは、「被害にあった家族」を支援することに徹します。

司法面接

●司法面接とは

　司法面接は、児童相談所・警察・検察・医療による多機関連携チーム（Multidisciplinary Team：MDT）の枠組みのなかで、専門的訓練を受けた司法面接者が実施する面接です。虐待（特に性虐待[※2]）を受けたことが疑われる子どもや犯罪の被害児、DVや犯罪を目撃した子どもを対象とした調査や捜査を目的とします。実施の様子は図に示すように、子どもが落ち着いて安心できる部屋の中で面接者と1対1で話をしますが、子どもにはあらかじめ伝えたうえでその内容を録音・録画し、MDTメンバーが面接者との間で適宜連絡をとり合います。録音・録画した内容は必要に応じて裁判の証拠として用いられるため、裁判に耐えられるだけの適切な聴取であることが求められます。

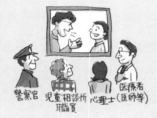

モニタールーム（多機関連携チーム）
面接をモニタリングしながら
必要なアドバイスや修正をする

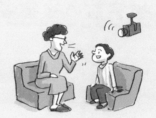

面接室（1対1で）
子どもにはあらかじめ
モニタールームについて説明する

●司法面接の現状

　日本で行われている協同面接とは、2015年に厚生労働省・警察庁・最高検察庁が発出した通知に基づいて、児童相談所・警察・検察の二者ないし三者が司法面接の手法を用いて実施する面接です。2016～2017年度の実施状況は表のとおりで、性的虐待のうち協同面接が実施されたのはわずか10～20％でした。実施件数は年々増加していますが、積極的に行われている地域では面接者（主に検察官）のマンパワーが不足してきています。

日本での協同面接の実施状況

	協同面接実施件数		児童虐待相談対応件数		実施率（％）（A/B）
	全件	うち性虐待（A）	全件	うち性的虐待(B)	
2016年度	340	174	122,575	1,622	10.7％
2017年度	617	308	133,778	1,537	20.0％

※2　性的虐待とは、児童虐待の防止等に関する法律（児童虐待防止法）において「保護者（親権を行う者、未成年後見人その他の者で、児童を現に監護するもの）がその監護する児童について行う行為」と定義されていますが、加害者や場所を特定せずに「家庭内・外で子どもが受けた性に関する被害」すべてを含む用語として、日本小児科学会や日本子ども虐待医学会では「性虐待」を用いています。

●司法面接の特徴

　司法面接では、子どもへの心理的負担を最小限にしながら、誘導を与えず、できる
だけ早期に、可能なら 1 回で被害事実などを聴き取ります。虐待のなかでも性虐待
への対応において司法面接が特に重要とされるのは、以下のような理由によります。

・子どもからの積極的な開示が得られにくく、被害内容の詳細を把握するのが難しい。
・時間の経過とともに話の内容が変遷したり、周囲の影響を受けて話を撤回したりす
　ることがあるため、子どもの記憶が汚染されないうちに、聴き取りを終わらせてお
　く必要がある。
・医学的な異常所見を呈することはまれで、子どもの証言が唯一の証拠となる場合が
　多い。
・子どもの話が不用意な聴き取りによる誘導の結果とみなされると、内容の信憑性が
　法的に争われる。
・面接は被害事実を想起させ、子どもへの心理的負担となるため、回数を減らす必要
　がある。

　アメリカでは司法面接の実施施設として子どもの権利擁護センター（Children's
Advocacy Center：CAC）があり、全米で 900 か所以上が設置されていますが、
日本にはまだ 2 か所しかありません。虐待などの被害にあった子どもは、きちんと
した形で大人に被害事実を聴いてもらう権利がある、という考えから、現在、日本で
も CAC の整備に取り組む動きが始まっています。

毎原敏郎

支援のノウハウと留意点を学ぶ
——支援の手順

4 支援計画を立てる
（プランニング）

　被害者の多岐にわたるニーズに対して、どこから支援をするか検討していくことをプランニングと呼びます。

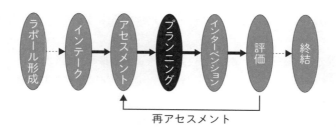

再アセスメント

【プランニングで行うこと】
- 目標を立てる。
- 目標達成のために必要な条件を検討する。
- 援助、支援計画を立てる。
- 契約を交わす。

1 情報提供を行い、意思決定を促す

　被害者の状況を聴いていくと、さまざまな課題が浮かび上がってきます。たくさんの問題点のうち、どの問題に取り組むのかを考えて、その問題解決に向けての目標を定めます。その際、それぞれの課題に対して、どのような策を講じることができるのか、丁寧に的確に情報提供をしていくことが必要です。課題に対する策を被害者とともに検討するなかで、どの問題から優先して取り組むかについて意思決定をしてもらうことも重要です。

　基本は、緊急度の高い問題から優先的に取り組む必要があります。人間の基本的な欲求（衣食住）の充足にかかわる問題から取り組むことが多いです。しかし、何よりも被害者が何を希望するかに意識が向けられるべきでしょう。

2 優先順位は本人が決める

　被害にあってその後家にひきこもっている人が、いきなり「一般の職場に就労して生計を立てる」ことを目標とすることは無理があるかもしれません。まずは、「相談窓口に顔を出す」や「週1回のカウンセリングに行ってみる」といった条件を一緒に考えて、それを短期目標に定めます。

　そのときに、支援者は計画を立てても実行できそうにない場合、被害者の自己評価がさらに下がってしまうことを心配して、無理のない段階を追った計画を立てることを勧めがちです。しかし、目標をどこに定めるかは、本人次第です。被害者がもともともっている力を信じ、寄り添う支援が求められます。

　本人が、受けたい支援の優先順位は決めますが、その目標達成のために必要な条件をともに検討する姿勢は大切です。「長期目標」「中期目標」「短期目標」と段階的な目標設定を行い、それに沿って必要な条件を検討していきます。

3 具体的に支援者ができることを考える

　被害者自身が取り組むことも大切ですが、支援者ができることをともに検討することが求められます。被害者の目標達成のために、支援者が、他部署への同行・付き添いといった直接支援を提供したり、ほかの機関や人を間接的に紹介したりするという方法を選ぶ場合もあるでしょう。支援者が、何を活用して、どうかかわるかを具体的に明確化することが、プランニングでは重要です。

4 支援計画を共有する

　これからどのように支援を行っていくかについて、できるだけ視覚化してともに共有できる形にするとよいでしょう。支援計画は支援者が勝手に決めるものではなく、常に被害者自身が主体となれるようにはたらきかけることが重要です。被害者とともに支援計画を考えることで、被害者の生活を中心にした計画を立てることが可能になります。「自分の所属機関が提供できるものは何か」という発想ではなく、「被害者が何を必要としているか」という視点で計画を練っていく姿勢が重要です（高齢者の場合は介護保険法によるケアプランが、障害者等の場合は、障害者の日常生活及び社会生活を総合的に支援するための法律（障害者総合支援法）によるサービス等利用計画といった支援計画作成が法律に基づいて行われています。それらを参考にすることもおすすめです）。

参考：アセスメント＆プランニングシート

犯罪被害者等支援　アセスメント＆プランニングシート

			回目／　　回

相談者：	受理番号　－	年　　月　　日（　　） 記入者：

			アセスメント（支援の必要なこと・症状等）	プランニングその他（支援計画）
重要確認事項	①	被害内容	・罪名（　　　　　　　　　　　　　　　　　　　　　） ・日時（　　　　年　月　日　　　経過日数　　日） ・場所（自宅・自宅以外） ・加害者との関係（見知らぬ人・知人：　　　　　　）	
	②	刑事手続	・警察への届出（無・有） ・被害届の受理（無・有） ・公判手続（　　　　　　　　　　　　　　　　　　）	
	③	再被害の危険性	・加害者検挙（無・有） ・未検挙の場合再被害の危険性（無・有　　　　　） ・出所後の再加害危険性（無・有　　　　　　　　）	
	④	身体的症状	・不眠（無・有） ・食事（変化なし・過食・拒食） ・体重変化（無・有） ・その他（　　　　　　　　　　　　　　　　　　）	
	⑤	精神的症状	・恐怖感・不安感・フラッシュバック・悪夢・外出困難・人間不信・その他（　　　　　　　　　　　）	
	⑥	医療	・産婦人科・精神科 ・その他（　　　　　　　　　　　　　　　　　　） ・治療費支払困難（無・有）	
	⑦	日常生活	・自宅に住めない（一時的・転居） ・当座の資金不足（無・有） ・職場／学校に行けない（無・有） ・育児／介護を必要とする家族（無・有）	
	⑧	主訴	・窓口からの連絡可否（電話・メール・家庭訪問） （　　　　　　　　　　　　　　　　　　　　　　）	
心身の反応	⑨	心身の症状（④⑤以外）	・麻痺（現実味がない・感情麻痺） ・過覚醒（過敏） ・回避（事件に関することを避ける） ・集中力低下・怒り・悔しさ・一人になれない・無気力・発熱・息苦しさ・倦怠感・罪悪感・後遺症（無・有） ・子どもの場合（腹痛・頭痛・息苦しさ・退行） ・その他（　　　　　　　　　　　　　　　　　）	
	⑩	留意する症状（医療機関受診の必要性）	・④⑤の日常生活への影響（無・有） ・④⑤の持続（　　週間・　　か月） ・過呼吸（無・有　頻度：　　）・自傷行為（無・有）	
	⑪	既往歴（事件前）	・精神科（無・有）（診断名　　　　　　　　　　） ・医療機関（　　　　　　　　　　　　　　　　） ・その他既往歴（　　　　　　　　　　　　　　）	
生活・家族・社会的状況	⑫	家族関係	・家族へ被害事実を伝えている（無・有） ・家族間不和（知られたくない・理解を得にくい・協力を得られない） ・家族が被害者本人への接し方がわからない（無・有） ・子ども等への虐待（無・有） ・家族の様子（　　　　　　　　　　　　　　　）	
	⑬	職場関係	・自営業・正社員・派遣・パート（　　日／週） ・無職・休職中（有休扱い・無給）・失業した ・職場関係者に被害事実を伝えている（無・有） ・職場の協力体制（無・有）	

生活・家族・社会的状況	⑭ 学校関係	・学校関係者に被害事実を伝えている（無・有） ・学校関係者の協力体制（無・有）	
	⑮ 経済状況	・経済的不安（無・有） ・収入減（無・有） ・医療費負担の家計への影響（無・有） ・生活保護（無・有）	
	⑯ 地域社会との関係	・孤立、対立（親族・友人・近隣）・育児、家事援助者（無・有　　　　　　　　　　　　　　　） ・相談できる人（　　　　　　　　　　　　　　　）	
司法手続	⑰ 刑事手続	・手続の理解（無・有） ・検察官との接触（無・有） ・裁判傍聴の希望（無・有） ・公判内容の情報提供の希望（無・有） ・証人出廷必要性（無・有） ・意見陳述希望（無・有） ・被害者参加希望（無・有）	
	⑱ 民事手続	・損害賠償請求希望（無・有） ・示談交渉希望（無・有）	
	⑲ 弁護士依頼	・依頼したいこと 　（　　　　　　　　　　　　　　　）	
特記事項	⑳ 罪種等に応じて確認を要する事項等	・マスコミ対応 ・犯罪被害者等給付金の説明（無・有） ・犯罪被害者等給付金申請（無・有） ・加害車両の保険加入（無保険・自賠責のみ・任意保険）	
関係機関など	㉑ 身近な人の協力	・協力者（無・有） ・親族（実父母・祖父母・兄弟・その他　　）・友人	
	㉒ 他機関	・現在利用中の医療／福祉サービス、制度（無・有） ・他機関への相談（無・有）	
	㉓ その他		

出典：中野区健康福祉部福祉推進課犯罪被害者等相談支援窓口を一部改変

支援のノウハウと留意点を学ぶ ── 支援の手順

5 実践する
（インターベンション）

　被害者のニーズに対して、具体的に支援を展開していくことになりますが、その段階をインターベンションと呼びます。

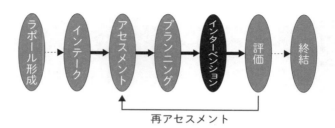

再アセスメント

【インターベンションで行うこと】
- 直接的な援助・支援の方法でサービスを提供する。
- 制度、サービス、資源と被害者とを結びつける。
- 他職種、他機関・施設の職員および市民との協働体制（チーム）をつくる。

1　所属機関でできることを考える

　被害者の状況は、事件の捜査・公判に伴う負担、精神的な問題、仕事の問題、学校の問題、住宅や家族の問題、介護の問題、保険交渉の問題など多岐にわたる場合が少なくありません。それらの複雑多岐にわたる問題に対して支援計画に基づいて、直接的な援助・支援の方法でサービスを提供していくことになります。その機関でできることを最大限に考えてみる視点が欠かせません。被害者のニーズとして高い、アウトリーチ支援（同行支援など）ができるとよいでしょう。

2 支援ネットワークを利用する

多岐にわたる被害者の問題に対する支援を行おうとするとき、自分が所属する機関が中心となって担える支援ばかりではありません。実際、1つの機関ができることは限られています。すべての問題に対応できるだけの人手がないところも多いでしょう。そのため、「制度、サービス、資源と被害者とを結びつける」ことが大切になります。適宜、社会資源の紹介を行い、コーディネートをすることが、被害者の不安や負担等の軽減につながります。

その被害者のための支援ネットワークをつくり、他職種、他機関・施設の職員や市民との協働体制でかかわることが求められます。その際、ネットワークの中心は被害者です。被害者を中心に関係機関・団体・個人が協働で支えていくという発想がなければ支援を継続的に行うことが難しくなってしまいます。フォーマル（制度化されているサービス）、インフォーマル（制度化されていないサービス）の社会資源をフル活用する視点が欠かせません。

支援のノウハウと留意点を学ぶ —— 支援の手順

対処法に関する基本的な情報

　心身の苦痛な反応や生活ストレスにうまく対処する方法について、被害者と話し合うことも有効です。適切な対処行動とは、不安を抑え、苦痛な反応を減らし、状況を改善し、大変なときを乗り越えることに役立ちます。サイコロジカル・ファーストエイドという手法のなかから、一般的に役に立つと思われる対処法を以下にあげます。

- 必要な情報を得る。
- 建設的な気晴らしをする（スポーツ、趣味、読書など）。
- できる範囲でいつものスケジュールを維持するように努める。
- しばらく動揺するのは当たり前だ、と自分に言い聞かせる。
- 楽しいことを計画する。
- きちんとした食事をとる。
- 休みをとる。
- 誰かと一緒に時間を過ごす。
- サポートグループに参加する。
- リラクセーション法を用いる。
- 適度に運動する。
- 治療やカウンセリングに行く。
- 日記をつける。
- 状況をよくするために今すぐできる、何か現実的なことに集中する。
- 過去にうまくいった対処法をやってみる。

　不適切な対処行動とは、問題解決にあまり効果がない以下のような方法です。

- 苦しさを紛らわすために、アルコールや薬物を用いる。
- ひきこもってじっとしている。
- 家族や友人との付き合いを避ける。
- あまりに長時間働く。
- 怒りを爆発させる。
- 自分や他人を過度に責める。
- 食べ過ぎる、あるいはきちんと食べない。
- 長時間テレビを見る、あるいはゲームに没頭する。
- リスクや危険のある行為をする。

　よい対処法と悪い対処法について話し合う目的は以下のとおりです。

- いろいろな対処法の選択肢についてじっくり考える手助けをする。
- 適切でない対処行動のマイナスの結果について十分に考える。
- 目的を視野に入れたうえで対処法を選択できるよう励ます。
- 自分で対処できる、自分でやっていけるという感覚を高める。

資料：アメリカ国立子どもトラウマティックストレス・ネットワーク・アメリカ国立PTSDセンター・兵庫県こころのケアセンター『サイコロジカル・ファーストエイド——実施の手引き 第2版』兵庫県こころのケアセンター，2009. をもとに筆者作成

大岡由佳

6 支援を振り返る
（評価：エバリュエーション）

支援が一区切りつき、支援を点検する時期が訪れます。その際、支援が適切に実施されているかを振り返ることになります。「モニタリング」といって「日常的・継続的な点検」を行い、場合によっては再びアセスメントを行います。またこの機会に、担当したケースから学んだことを関係者で共有していくことが、今後につながります。

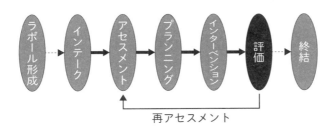

再アセスメント

【評価で行うこと】
• 被害者の心身の状況および社会状況に変化がないか、新たなニーズが生じていないか確認する。
• 被害者の希望が叶えられているかに着目する。
• 新しいニーズが出てきたときは再アセスメントを行う。

1 引きどきを見極める

被害者やその家族を支えるということは、時には何年ものかかわりになることがあり、長くなればなるほど、被害者も支援者も、いくつもの山や谷を乗り越えることになります。

とりわけ事件直後の大変な時期を一緒に乗り越えてきた場合は、時間の経過とともに、被害者と支援者の人間関係は密なものになっていきます。支援の中盤以降では、被害者が支援者を気遣うといった、逆の援助関係が生まれること

支援のノウハウと留意点を学ぶ——支援の手順

081

もあります。このようなとき、実は、「被害者－支援者」の関係は終結の時期に差しかかっているといえるでしょう。

2 事例を検討する機会をもつ

　支援者間の事例検討会やスーパーバイザー[※3]の助言により支援経過をまとめて検討する機会を設けることが望ましいです。ネットワークの研修会などで事例を提出し検討してもらい、支援事例を「振り返る」ことを通して、援助過程が終結に向かうこともあります。これらの振り返る機会は、支援者の支援が間違っていたことを責めたり、批判したりすることが目的ではありません。さらなるよい支援のために、また支援者の資質向上および人材育成のために必要な大切な機会です。それらの評価の過程を経て、ケースは終結に向かうことになります。

※3　スーパーバイザーとは、実践の経験や知識・技術をもつ熟練した援助者を指し、ケース等の指導・助言を行います。

時期による課題の違い

●回復のプロセスを知ろう

　いつ事件・事故に遭遇したかによって、またいつ相談につながったかによって、その人の事件からの回復過程や生活再建の程度は異なってきます。

　一概にはいえませんが、時間の経過とともに気持ち（自尊感情）に変化が生じるといわれています。

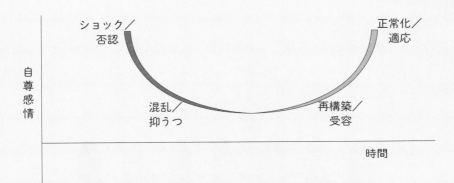

＊：図は被害者援護協会の好意により複製許可されているものです。

●被害者がおかれている段階を理解しよう

　支援者がかかわるとき、被害者がどのような状態にあるかによって、行う支援は違ってきます。図中①のような、事件直後（直後～半年）は、何よりも安全を確保する支援が必要でしょう。②のような中期（半年～幅があります）は、日常生活を支える支援が欠かせません。③のような事件・事故から前に進める時期や形は、人によってさまざまです。自助グループにつながったり、講演で体験談を話すなどの社会との再結合を見守ったり後押ししたりする支援が手助けになることもあります。

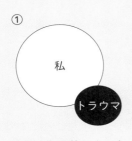

①

突然の犯罪等によるトラウマは、私を脅かす「異物」「脅威」

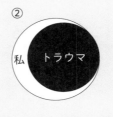

②

トラウマに圧倒され押しつぶされそうになっている私

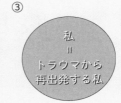

③

トラウマから一歩踏み出す私

資料：佐藤俊一・竹内一夫編著『医療福祉学概論──統合的な「生」の可能性を支える援助の視点』川島書店，p.126，1999．をもとに筆者作成

大岡由佳

7 支援を終える
（終結：ターミネーション）

　被害者支援の場合、被害後の苦しみは長年にわたるため、支援が完全に終結するといったことはほとんどありませんが、具体的な支援がいったん終了した段階で、一区切りと考えることができます。

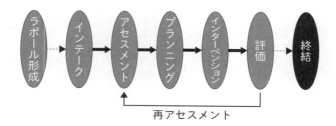

【終結で行うこと】
- 支援の終結について確認する。
- 終結することに対する感情をわかち合う。
- 被害者と支援の展開過程を振り返る。
- 終結後の生活課題と予後（フォローアップ）について確認する。

1 被害者とともに振り返る

　支援の終結にあたり、その終結することについて被害者とともに共有し、その感情をわかち合えることが望ましいです。また、その際に、今までの支援経過をともに振り返り、ここまで被害者・その家族が頑張ってきたことに対してねぎらうことも大切な終結に向かう過程です。

2 フォローアップの設定を行う

　突然に支援を打ち切らない視点が大切です。支援計画を段階的に立てたよう

に、支援を終結するときも、段階的に支援内容や支援時間数を減らしていきます。例えば、被害直後は、毎週連絡をしていたとしても、状況が落ち着いてくれば、2週間に一度、次は1か月に一度、2か月に一度と頻度を空けていきます。もしくは、被害者によっては、半年後などにその後の状況を確認する面接や電話の約束を入れる方法もあります。これを「フォローアップをする」といい、細やかな対応が求められます。

　また、支援を終了する時期に、新たな課題が出てきているかもしれないことへの配慮も必要です。例えば、犯罪で息子を殺された家族の法廷付き添い支援を行った場合、刑事裁判が終わると、裁判所等への同行支援等も終了することになります。しかし、その頃あるいはその後に、息子の同胞である娘が不登校になってしまった、あるいは、加害者側が出所してくるので報復が心配、といった問題が浮上していることもあります。そのようなときには、再度アセスメントをし直し、プランニングを行い、さらなる援助を展開する必要が生じていることになります。

3 新たな関係の発展の可能性も視野に

　被害者支援においては、支援がいったん終了した場合であっても、当事者同士のサポートを行ううえで、重要な人的社会資源として、「支援者と被害者のよき協力関係」に発展することもあります。自助グループへの参加という形でかかわることや、役所の広報啓発活動への協力者として講演会の講師を務めてくれる被害者もいます。このような行動は、被害者が新たな人生へ踏み出した証になると同時に支援者にとっても被害者等から力を与えられる機会となります。ただ、すべての被害者がそのような活動に積極的にかかわる必要はありません。反対に、事件関連から距離をとって新たな人生を歩んでいきたいと思う被害者がいて当然であることも重々に認識しておくことが必要です。

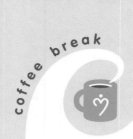

相談窓口担当者
インタビュー

Q1：どんな立場で相談窓口業務にかかわっていますか？

A：人口 50 万人未満の東京都特別区の区役所（中野区）で、犯罪被害者等相談支援窓口の相談支援員として勤務しています。2008 年から 2015 年まで常勤保健師として配属されていました。当時は常勤の保健師が 1 人と非常勤の相談支援員が 1 人の 2 人体制でした。残念ながら私の異動後数年で相談窓口に常勤職がいなくなりました。私は 2020 年末で早期退職し、2021 年度からこの相談窓口に非常勤（会計年度任用職員）として採用されました。

Q2：どのくらいの相談件数がありますか？

A：年間の延相談件数は 300~400 件を推移しています。1 人の相談につき、弁護士事務所、警察、検察、裁判所、医療機関などへの付き添い支援、電話、メール、面接などを行う必要があり、延件数は増えます。内容は殺人、交通犯罪、傷害事件、暴行、性暴力、DV、詐欺などの財産被害などです。相談支援の実態把握のために、統計をとっておくのはおすすめです。

Q3：どのようなことを大切にしてきましたか？

A：相談に来た人がこの相談窓口にたどり着いたことについて「『ありがとうございます』という気持ちをもつ」ということです。自分の勤務する相談窓口にたどり着くまでに、他機関で相談したり支援を求めたりして、逆に傷ついてしまっている人も多いと感じます。相談窓口に来るという大きなハードルを乗り越えてもらったことに、まず感謝と敬意をもつことが大切だと思います。

　また、細かいことかもしれませんが、例えば、相談に来た人に自身と支援者の座る場所を決めてもらうなど、「自分で決めてもらうこと」も大事だと思っています。事件・事故は理不尽なことがいきなり降りかかってくる体験であり、捜査の過程などでは、自分で決定できるところがほとんどないため、それまでできていたはずの自己決定ができなくなってしまったような感覚に陥ることがあるように思います。そこで小さなことでも、自分で決定する感覚を取り戻してもらえるようにしたいと考えています。

　遺族の場合は、故人の尊厳を大事にしたいと思っています。例えば、しっかり名前で呼ぶことやきょうだいの何番目かを間違えないようにすることなどです。

加えて、行政職員としては当たり前かもしれませんが、他機関への情報提供を行うときなどには、本人の了解を得るなど、個人情報の取り扱いにも気をつけています。

Q4：どのような視点で支援をしているのですか？

A①：当事者中心の語りを意識しています。情報をカルテの順番に聞き出したりすることはしません。ひたすら相談に来た人に語ってもらい、そのなかで浮かび上がってきた、困りごとを解決する方法を一緒に考えていきます。

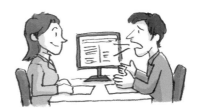

　特に生活上の困りごとに注目します。買い物、食事づくり、掃除、洗濯、子どもの送り迎え、介護などです。地域のなかにすでにある、さまざまな支援メニューをあらかじめ把握し、どのような資源が使えるのか、事前に確認しておくことで、スムーズな支援につながります。

　また、「見た目の平気さに惑わされない」ということもいつも意識しています。しっかり葬儀の段取りを葬儀社と打ち合わせていても、「感情麻痺」や「解離」という状態で、そのときのことを全く覚えていない人も多くいます。

　さらに、二次被害を与えないということには、大変気をつけています。「運が悪かった」と偶然を強調すること、「早く忘れたほうがいい」と忘却を促すことなど、p.94（part5の悪い対応例）に示している二次被害を与える言動をとらないようにしています。

A②：私は保健師なので公衆衛生的な視点も意識しています。公衆衛生は個人水準の健康だけでなく、社会水準の健康を考えるというものです。個人という点を線、そして面として広げていき、誰もが安心して住める地域社会をつくるということも、自治体の役割だと思っています。個人の被害によって生じた問題を解決する努力はもちろんのこと、犯罪自体が起こらないようにするため、例えば、学校での暴力防止の取り組みなども同時に進める必要があると思っています。

Q5：今年から相談窓口担当になります。支援をするのに、何からとりかかったらいいですか？

A①：私が相談窓口に配属されて最初に行ったのは、名刺づくりと、相談窓口のリーフレットを持って、考えられる限りの関係機関へのあいさつ回り

でした。地域の警察署だけでなく、都道府県警察、検察、保護観察所（被害者担当保護観察官）などの公的機関、民間の支援団体、地域の精神科や産婦人科、近隣区も含め、救急外来のある大きな病院などにも行きました。相談窓口の存在を知ってもらい、紹介してもらうため、また、こちらからの紹介先になってもらうため、顔の見える関係づくりはとても大事です。

A②：被害にあった人が相談に来た場合は、「日常生活が保てているかの確認」から始めてみてはいかがでしょうか。Q4 でも述べたとおり、事件・事故後、日常生活が困難になる人は多いので、できなくなっていることの手伝いを調整していくと、信頼関係も生まれてくると思います。衣食住のほか、仕事、子どもや学校のこと、習いごと、ペットの世話など、その人が困っていることを大事にして、解決する方法を一緒に考えていきましょう。

A③：研修については、考えられるだけのものを探して、受講しました（NPO法人女性の安全と健康のための支援教育センター、NPO 法人レジリエンス、認定 NPO 法人しんぐるまざあず・ふぉーらむなどの研修がおすすめです）。研修は内容も大事ですが、その研修を行っている団体とつながることができ、研修参加者同士でもつながることで、支援の幅が広がると思います。

Q6：対応するのは大変ですか？

A：大変かどうかは、人によるのではないでしょうか。私は、対応する際に、その人の「回復する力」を信じています。被害にあった人は「弱い人」「かわいそうな人」ではありません。事件・事故に巻き込まれることで、一時的に「感情麻痺」や「解離」の状態になっていたり、刑事司法や日常生活のなかで、無力感や孤独感などにさいなまれていたりするのです。できるだけ早い時期に支援の手が入ることで、被害にあった人は自らの力で「回復」していきます。

Q7：行政職員として意識してきたことは何ですか？

A①：まだまだ犯罪被害にあった人の実態は、多くの市民には知られていません。そこで、学校お話会、区民向け講演会、職員向け研修などで、当事者の直接の話を聴いていただく機会をつくってきました。もちろん犯罪被害にあった人の支援も大事ですが、もっと「川の源流」で被害者が生まれ

ない（加害者がつくられない）取り組みも大事にしてきました。学校お話会で子どもたちはしっかり自分ごととして暴力はいけない、加害者になってはいけないということを感じてくれました。それが「川の源流」でできることだと思います。

　その他男女共同参画センターと共催で図書館での暴力防止の特別展示をしたり、人権週間のパネル展示をしたり、庁内のさまざまな部署とのコラボレーションで啓発の機会をもっています。

A②：常に最新の知識を身につけることができるよう心がけています。LGBTQ＋や、セックスワーカー、シングルマザーのことなど、さまざまな研修を受けました。研修を通じて知り合いをつくり、その人たちとの交流を通じて知識の更新をしています。

Q8：行政窓口の課題ってありますか？

A：ほかの自治体で事件・事故に巻き込まれたり、遺族がほかの自治体にいたり、事件・事故後にほかの自治体に転居されたりすることも多いです。私のところではできていた支援がほかの自治体ではできないということがないように、全国の自治体窓口が一緒に力をつけていく必要があると思っています。

Q9：これから相談窓口業務を担う人にエールをお願いします。

A：自らのバーンアウトを防止するために、日頃からチーム内のコミュニケーションをよくし、チームで考えるなど、一人で抱え込まないことが大事だと思います。チーム内では仕事以外のことでもたくさん話し合っておくことが、いざというときの助けになります。ほかの自治体や、ほかの団体にも知り合いを増やし、愚痴を含め、話ができるといいと思います。わからないことは、聞いてください。先輩が応えます。

中野区健康福祉部福祉推進課犯罪被害者等相談支援窓口相談支援員　稲吉久乃

支援のノウハウと留意点を学ぶ
――支援の手順

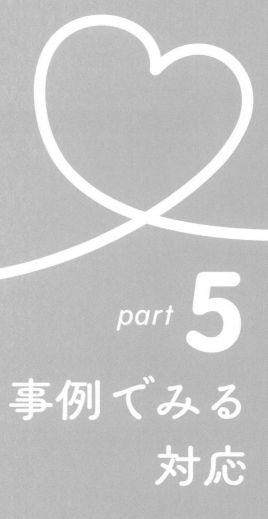

part **5**

事例でみる
対応

1 悪い対応例

【田中明子さん（仮名）、28歳】
　会社員の田中さんは、東京のアパートの三階で一人暮らし。実家は九州。ある夏の日、ベランダの窓を開けて寝ていたところに侵入され、強制性交等の被害にあう。犯人はその日のうちに逮捕される。警察や検察の事情聴取が不安だということで、相談窓口を訪れた。事件後、不安が強く食事がとれない、眠れないという状態。

田中さん	担当者	解説
あのー、すみません。		
	何でしょうか。	声をかけるまで気がつかない。事務的に話す。
あのー、えーと、ちょっと相談が。		
	そうですか、ではここにおかけください。	
（うなずく）		
	お名前と住所を教えてください。	事務的に話す。
田中明子です。住所は○○市△△です。		
	ご家族はいらっしゃいますか？	
一人暮らしです。		
	今日はどういったことのご相談ですか？	
少し具合が悪くて。		
	どのように具合が悪いのですか？	
だるいのと食欲がなくて		

……あと、眠れません。		
	そうですか。田中さんは何のお仕事をされていますか？	調査のように尋ねる。
会社員です。		
	仕事は行けていますか？	
はい、何とか仕事には行っていますが、休みたいと思っています。		
	どこか、かかりつけの医療機関はありますか？	
ありません。		
	何か思いあたることはありますか？	
えーと……（思い切って）先日家に押し入られて、襲われたんです。		
	襲われたって、強盗ですか？	
いえ、あのー、レイプです。窓を開けて寝ていた私が悪いんです。		
	え！ レイプですか？ なぜ窓なんて開けて寝ていたんですか？	驚き、不快そうな表情で話す。勇気を出して相談に来た気持ちが尊重されていない。罪悪感を増長させるような言葉がけ。
すみません……、それで検察に事情聴取で呼ばれたのですが、勇気が出なくて。		
	自分がお話ししなければならないんですから、頑張って行かないと。家族には相談しましたか？	二次被害を与える言葉がけ。「頑張れ」と言われても、もうこれ以上頑張れないと感じている人は多い。
いえ……、恥ずかしくて誰にも言えませんでした。		家族には相談できない人も多い。
	そんなに大事なことは、こより先にご家族に相談すべきでしょう。いろいろ悩	二次被害を与える言葉がけ。〇〇すべきという決めつけをしてし

	んでいるようですが、しっかりしないと。頑張ってください。	まっている。
はい、ありがとうございます。		来たときよりがっかりした様子である。気持ちを理解してもらえないと感じ、これ以上相談する気持ちが失せてしまった。

二次被害を与える言動の例

　被害者は、被害を受けた直後から、混乱や悲しみ、自責感などさまざまな感情を抱えます。そういった被害者に接する専門職の無意識な言動は、被害者を余計に傷つけることになります。二次被害を与える言動として以下のとおりまとめましたので、ご参照ください。

> ・「運が悪かった」など偶然を強調すること
> ・「早く忘れなさい」など忘却を促すこと
> ・罪悪感の増長につながることを言うこと
> ・被害者の問題を理解しないようにすること
> ・「強くなれ」「しっかりしろ」など励ますこと
> ・怒りや悲しみなどの感情を出すことを禁じること
> ・被害者の苦悩から逃げること
> ・支援者が冷静になりすぎること
> ・腫れ物を扱うように対応すること
> ・みじめでかわいそうな人として扱うこと
> ・好奇の目で見ること
> ・自分の道徳観、宗教観を押しつけること
> ・事務手続きのみ黙々と行うこと
> ・できないこと（続かないこと）を約束すること

資料：内閣府「犯罪被害者等に関する国民意識調査」2007. をもとに筆者作成

2 よい対応例

田中さん	担当者	解説
	こんにちは。どうかされましたか？	相談窓口の前で逡巡する人に気がついて、こちらから声をかける。
ええ……、ちょっと悩んでいることがあって……。このリーフレットを見て相談に来ました。		地域の医療機関、警察署、役所の支所などさまざまな場所にリーフレットを置いておくのは有効である。
	そうでしたか。どうぞ、こちらにおいでください。この部屋のどこだと安心して座ることができそうですか？	静かな落ち着いた声、トーンで話す。まずは相談室に案内する。自分で席を選んでもらう。
	私は相談支援担当の〇〇です。よろしければ、少しお話を伺えますか？ 何かお手伝いできることがあるかもしれません。	自己紹介をしたうえで、相談を勧める。
はあ……。話をしてどうにかなることだったらいいのですが。問題がいっぱいありすぎて。もう……生きているのが嫌になるくらいなんです。		
	生きているのが嫌になるくらい……それは、おつらいですね。ここは、ご自身のお話しし	基本は受容、共感、傾聴である。落ち着いて、穏やかに、辛抱強く、思慮深く接する。

	たいことをお話しいただく場所です。	
大変な事件にあってしまって……。不安で。		
	そうだったのですね。よく、この窓口に来てくださいましたね。	相談窓口にたどり着いたのは、その人のもつ「素晴らしい力（ストレングス）」だととらえ、来てくれたことに敬意を示す。
はい。		
	事件の細かい内容は、今、お話ししたくなければ、話していただく必要はありません。 お話しできることから、お話しくだされればと思います。どうお呼びしていいのかわからないので、まずはお名前を伺ってもよろしいですか？	カルテを埋めるかのように、順番に聞く必要はない。事件の細かい内容もすぐには必要ないかもしれない。話したい順番で話してもらう。その後、聞いておいたほうがよいことは、「いくつか確認させていただいてもよいでしょうか」などと伝えたうえで、質問する。本人が話してよいと思う内容であれば、話してくれるはずである。 ※あくまでも話の主体は本人。無理やり聞き出すようなことはしません。 ※事件内容を話すことは、再体験症状が出る危険もあります。 ※はじめから話してもらいすぎると、本人の苦痛につながります。
はい、田中です。 ……実は、先日アパートで寝ていたところ、開いていた窓から男が侵入してきて……、レイプされました。私は必死に警察に駆け込んで、警察の人が犯人を逮捕		

してくれました。		
	そうですか。それは、本当に怖かったですね。大変でした。	共感である。
私が窓を開けていたからです。		
	いいえ、悪いのは加害者です。あなたは、安心できるはずの家で寝ていただけです。	心理教育をする。「あなたは悪くない、悪いのは加害者」だと伝える。 ※実際の事実関係は警察が聞き取ります。相談の場面でジャッジはしないようにします。
そうでしょうか。		
	そうです。悪いのは加害者です。	何度でも言う。
家族にも言えないし、みんな窓を開けていたのが悪いって言いそうだし。 悩んでしまって、死にたいくらいだったんです。		
	本当につらかったですね。何ができるか一緒にゆっくり考えていきましょうね。田中さんはちゃんと警察に行って被害届を出し、警察が加害者を逮捕したのですね。警察に行くのもとても怖かったと思いますが、田中さんはちゃんと警察に行かれたのですから、ものすごい力をおもちだと思います。	共感である。 本人が自分の力（ストレングス）に気づけるような言葉がけ。
そうでしょうか……。 でも、自分一人ではどうしたらいいかわからなくて……。		
	もしよかったら、今、心配に思っていらっしゃることを話してくださいませんか？	話してもいいと思ってもらえているか、確認する。

はい……。 検察から呼ばれて、事情聴取されるようなんですけど、検察なんて行ったこともないし、これからどうなってしまうか、不安で。		
	検察に行ったことがある方のほうが少ないので、不安ですよね。	共感である。
はい。 何を聞かれるか不安だし、妊娠や性感染症も心配です。今は不安が強くて食事もとれないし、仕事にも集中できません。失敗も多くなって上司から注意されるんです……。 私の調子を心配して親が時々電話をかけてくるんですけど、でも、心配かけたくないし。みんなに迷惑をかけてしまう。		
	ご自分の生活を保つだけでも、本当に大変でしたね。今まで本当によく頑張ってこられたと思います。	日常生活を保つのはとても大変であること、混乱のなか、仕事に行けているのは、本当にすごいことなど、本人を認める言葉がけ。
……ありがとうございます（泣）。 最近は夜も眠れなくて……。食欲もないので、とてもつらいんです。		
	それは、おつらいですね。	共感である。
はい。		
	私たちは、田中さんの悩みを一緒に考えて、田中さんが少しでも楽になれるようにと思っています。	相談窓口の方向性を示す。
はい。		
	まずは、検察に一緒に行きましょうか？ 私たちは事情聴取の部屋に	※相談機関によって、被害者に提供できることは異なります

	は入れませんが、終わるまで控室で待っていますので。	が、被害者への同行支援は重要な支援の1つです。
そんなこともしてもらえるんですか？ 自分のことだから自分で何とかしないといけないと思っていました。		
	そうだったのですね。 付き添い支援は、私たちの支援の1つです。	支援の中身を明確に伝える。
	お話では、田中さんは事件のせいで、気持ちが落ち込んだり、やる気が出なかったり、ほかにも集中できない、食べられない、眠れないという状態にある、ということですね？	状況の確認をする。
はい、そのとおりです。		
	以前の田中さんと比べて、どうでしょうか。全く違う状況ではないですか？これは、事件・事故後に多くの人に起こる、トラウマ反応といわれる状態かもしれません。	心理教育をする。トラウマ反応などの事件・事故後に陥りやすい状態について把握できるよう伝える（p.30「PTSDの説明」参照）。
はい、以前やれていたこともやれなくなっています。頑張りがきかない感じで……。		
	この反応は異常な事態に対処するために、人間に備わっている正常な反応です。これから一つひとつ解決の方法を一緒に考えていきましょう。	※トラウマ反応などについて、知っておき、それをわかりやすく説明できるようにしておくことは大事です。 ※起こっていることを標準化します。
はい。		
	まずは、一緒に検察に行きますが、その後の流れは、こんな感じです（司法の流	司法の流れを伝える。 ※司法の流れについても、知っておき、そ

	れを説明する）。	れをわかりやすく説明できるようにしておくことも重要です。
警察もドキドキしましたが、検察や裁判所なんてドラマのなかの世界でしかなくて、本当にどうしたらいいかわからなくて、困っていました。		
	そうですよね。 警察と検察では、同じようなことを聞かれるようですが、少し違います。警察では起こったことを時系列に話すことが主だったと思いますが、検察では事件時の気持ちや、加害者への処罰感情を聞かれたりします。 これは時系列の話より、苦しく思う方が多いようです。急に聞かれると何と説明したらいいかわからなくなったりする方もいらっしゃるので、ノートをつくって、事件について思うことや、思い出したことなどを書いておくのもいいかもしれません。 この作業は一人で取り組むと、怖くなったり悲しくなったりしますので、できれば一緒にやっていきましょう。 検察ではノートを見ながらではだめと言われるかもしれないのですが一度書いておけば、思い出せると思います。	これまでの経験から、司法の流れのなかで、具体的にどういうことがあるのかを伝える。 ノートを用意して、気持ちを書き込んでおく人もいることなど事情聴取の際に役立つ情報を伝える。 ※ノートづくりの作業は、一人で取り組むと、トラウマ記憶が出てきて、つらくなってしまうため、一人ではしないように、一緒に取り組むことが大切です。
なるほど。		
	では、検察に行く日が決まったら教えてくださいますか？ 一緒に伺います。	

	後は、体調のことです。事件後に産婦人科には行かれましたか？	※性感染症検査、緊急避妊ピルには警察の費用負担があります。
はい。警察の人が連れて行ってくれました。証拠をとって、性感染症の検査をしてくれました。		
	緊急避妊ピルは飲みましたか？	
はい。飲みました。		
	説明があったと思いますが、72時間以内に緊急避妊ピルを正しく飲めれば、避妊の効果は約8割といわれています。吐いたりしないで、飲めたのですね。	
はい。		
	それはよかったです。 では妊娠の心配はほぼないと思ってもいいのではないでしょうか。 その日に行った性感染症の検査は、その日の時点で性感染症に罹っていないかどうかを調べるものです。性感染症には、潜伏期間があるので、事件によって感染したかどうかは、3か月くらい経ってから調べます。保健所では、予約制、匿名、無料で、HIV、クラミジア、梅毒という感染症の血液検査ができます。電話で予約となっていますので、電話をしてみてくださいね。 だいたい、〇月くらいの検査になります。	緊急避妊ピル、性感染症や、その検査についての最新の知識を伝える。 ※わかりやすく説明できるように準備しておいたほうがよいでしょう。
はい、わかりました。		
	先ほど、具合が悪くなるのは、ストレス後に起こる当然の反応と言いましたが、それにしても日常生活に支	

1
2
3
4
⑤
6
7
8
9

事例でみる対応

101

	障をきたすほどでは困りますね。		
はい。			
	日常生活で困っていることはありますか？ 買い物や食事の支度などはできますか？	日常生活が送れているか、確認する。	
外に出ることが不安なので、会社以外は家にこもっています。 家に一人でいるのが怖いので、今は友達の家から会社に行っています。 友達が買い物や食事の支度をしてくれています。			
	いいお友達がいらっしゃるんですね。 これも、田中さんの力ですね。 自宅で被害にあった場合、怖くなって、引っ越しを希望される方は多いのです。 ご希望があれば、警察署にある被害者支援ネットワークの会員の不動産屋さんに連絡することもできます。 そこに同行することもできます。	※自治体によっては、転居費用の助成がある場合もあります。警察署の支援ネットワーク会員など、いくつかの不動産屋さんとも顔見知りになっておけば、相談にのってもらいやすくなります（p.139「支援ネットワークの説明」参照）。	
いつまでも友達の家におじゃましているわけにもいかないので。引っ越しもしたいと思っていました。			
	ではそれも、一緒に行ける日に行ってみましょう。私から連絡できますが、どうしますか？		
お願いします。			
	引っ越した後も、買い物や食事づくりなどうまくいかないことが続くようなら、	※自治体によっては、家事援助の仕組みがあるところもありま	

	家事援助のサービスなども考えてみましょう。	す。 ※社会福祉協議会の有償ボランティアの活用など、あらかじめ調整しておくとよいでしょう。
はい。		
	眠れないのはつらいですね。不眠が続くと、いい考えが浮かばないし、仕事や身体の健康にも影響してきますね。	心の不調についても知識をもっておき、状況を確認する。
そうなんです。ちっとも仕事に集中できなくて。		
	眠れないときに診てくれるのは、精神科医です。精神科にはいらしたことがありますか？	
いいえ。		
	では、市内で、私たちがよくお願いしている医療機関がいくつかあります。 ご自宅に近いとか、仕事場から行きやすいとか、行ってみてもよさそうなところはありますか？	※地域の医療機関は、あらかじめリスト化しておくとよいでしょう。診察時間や電話番号などを書いておくと連絡しやすいです。保健センターなどの保健師にどういうことが得意分野かなど、情報を得ておくと、なおよいでしょう。
クリニック◇◇がいいかな。		
	では、今、もしよろしければ、電話していつなら診てもらえるか、聞いてみましょうか（電話をかけて確認する）。 これから行けば診てもらえるそうです。一緒に行きましょうか。保険証はお持ちですか？	※相談室には外線電話があるとよいでしょう。

はい。保険証は持っています。 お願いします。		
	今日は一気にお話ししてしまいました。 お疲れになったと思います。	話してくれたことに感謝する。
大丈夫です。		
	これから精神科にご一緒します。不動産屋さんにも、検察にも一緒に行きます。 これまで、一人でどうしようと悩んでいらしたと思いますが、これからは私たちと一緒にいろいろ考えていきましょう。 今後の連絡のために、よろしければフルネームと、ご住所と連絡先を教えてくださいますか？	「一緒に考えさせていただきます」というスタンスを伝える。 最後に名前、住所、電話番号などを確認する（最初から聞く必要はない）。
はい。 田中明子、住所は〇〇市△△、電話番号は□□です。		
	ありがとうございます。	

よい対応のポイント

　被害者は、相談窓口に来ることに大きな労力を要します。やっとの思いで支援につながろうとしている被害者に対応する担当者は、被害者を支援するという責務を十分に理解しなければなりません。

　被害者へ対応する際に特に大切にすべきこととして、「相手を尊重すること」「十分な知識をもつこと」があげられると思います。最大限の配慮と司法や被害に関する知識の両者が備わっていることで、初めて適切な対応ができます。さらに必要な社会資源ネットワークの開拓など、被害者に合わせた柔軟な対応も求められます。

被害者のニーズを中心におく
「修復的司法」とは

●修復的司法——新たなレンズを提供

　今までの刑事司法システムは、被害者のニーズを重視してこなかったという反省から、注目されるようになった考え方に修復的司法（Restorative Justice：RJ）があります。RJ は、コミュニティでの小さな実践から始まり、多数のアイデアと経験から発展してきた当事者主体の問題解決への取り組みです。

　従来の刑事司法では①どの法律が破られたのか、②誰がやったか、③どんな罪が値するか、を問題とするのに対して、RJ では❶誰がこの状況で害を受けたか、❷そのニーズは何か、❸その責任はどこ（誰）にあるか、❹一番影響を受けたのは誰か、❺この状況を正すには何が必要か、を問います。つまり、RJ は応報的視点から脱して、犯罪（悪行）を関係修復の視点からみる新たなレンズを提供しているといえます。この考え方は 1990 年代以降世界的な潮流となり、現在 80 か国以上で RJ をもとにしたさまざまな実践が行われています。

●どのように実践するのか

　実践形態は、当事者同士が直接会う「被害者と加害者の対話」、家族とコミュニティの人々を中心とした「カンファレンス」、より多くの関係者が集う「サークル」などがあります。近年 RJ は犯罪・非行分野にとどまらず、学校での生徒の問題行動、職場や近隣でのいさかいなど、さらに広くは民族間の対立にも適用されてきています。

　実践では、被害者側の参加は任意（自由意思に基づく）であり、不正や過ちが被害者側に与えた影響を明らかにし、加害者がその責任を認め、解決策を探ることを根幹に据えています。「被害者と加害者の対話」では対話進行役が入念な事前準備を行い、当事者間のニーズを明確にし、特に被害者側に二次被害を与えることがないよう細心の注意を払って実施します。RJ の原則に基づいて丁寧に実施された場合、参加した被害者の多くはそのプロセスから肯定的変化を経験することが報告されています。

●日本での実践とその課題

　日本では、2001 年から NPO 法人対話の会によって少年事件を対象とした修復的対話が実施されています。公的な取り組みには、警察庁による軽微な少年事件を対象にした「少年対話会」がありましたが、パイロット事業に留まりました。実践の担い手を育成するのが容易でなく、RJ の正確な理解がなかなか広まらないのが現状です。

　公判の被害者参加制度や更生保護における心情等伝達制度が導入され、被害者側が加害者に対して質問や意見などを述べることができるようになりました。しかし、被害者のニーズへの対応という点からみて十分でしょうか。コミュニティに RJ 実践のような選択肢があることは、被害者支援の幅を厚くすることにつながります。多くの人に関心をもってほしいテーマです。

伊藤冨士江

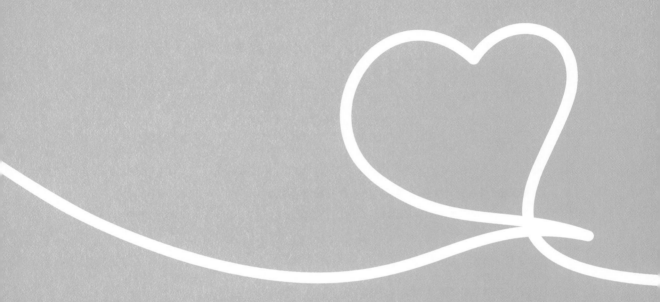

part **6**

支援にかかわる
社会資源を
学ぶ

1 被害者の声

支援者のもとには、さまざまな被害者からの切実な声があがってきます。これらは、警察に向けたものであったり、地方公共団体に向けたものであったり、公ではできない民間の支援機関に向けたものであったりさまざまです。心のケアはもとより、いかに生活問題に密着したニーズが多いかということがみえてきます。

図表6−1　アンケート結果からわかる被害者の声

待っていないで、支援を届けてほしい

電話一本でよいので、何か連絡がほしい。現時点では犯罪被害者等への連絡ができるのは警察であるが、なかなか警察から連絡してもらえないし、「ここに行けばいいよ」とまでは言ってくれない

せめて被害にあった直後にどのように先に進んだらいいのかというのを示してほしいと思う

当事者家族にとっては話を聞いてもらうだけでも心が休まる

犯罪被害者等がおかれる状況について、職場へ説明する際の手助けがほしい

警察、検察への対応やさまざまな手続きについて情報収集のサポートをしてほしい

どのような支援があるのかがわからない……提供できる支援を説明してほしい

裁判の流れなど、先の見通し、やるべきことなどの説明がほしい

素人でもわかる程度のことは聞いても役に立たない

役所の障害福祉課を訪ねたが、障害について理解されておらず、さらに詳しい相談ができる機関や会を紹介してくれることもなかった

各種手続きのサポートをしてほしい（1か所で手続きができるような）

専門性の高い相談窓口が必要

提供できる情報を一覧表にして、事件・事故後すぐに被害者に渡してほしい

地域を熟知している人に対応してほしい

相談に行って待たされて、待たされて……結果、わかるものがおりませんと言われた

交通事故で重傷を負った子どもがいたが、市町村に生活支援の相談をすると、支援を受けられる対象年齢ではないと言われた

転宅を余儀なくされる際の転宅支援をしてほしい

市町村などへの必要手続きについての説明と、その支援や付き添い、代行をしてほしい

地方公共団体の担当者が変わっても、同質かつ継続的な支援を受けられるようにしてほしい

PTSD 等の治療に関する医療費、カウンセリング費用等の補助がほしい

経済的負担軽減のため見舞金を支給してほしい

被害者のことで動かないといけないときに、子どもの預け先がほしい

障害者手帳を貰えるまでに2年以上かかり、とにかく金銭面が大変だった

病院等への付き添いをしてほしい

医療控除でできること、自立支援医療制度の利用方法、第三者行為が原因の受診でも自分の保険が使えること等について、情報を提供してほしい

食事の用意、掃除、洗濯、買い物といった家事援助をしてほしい

市町村単位での自助グループがほしい

事件現場に住まないといけないのが不安

法律上犯罪と認められない場合も支援してほしい

資料：犯罪被害者団体ネットワークハートバンド運営委員会「犯罪被害者に対する市区町村による支援の実態調査アンケート結果報告」2014. をもとに筆者作成

支援にかかわる社会資源を学ぶ

2 社会資源を支える被害者関連の法律

ここでは、主に成人被害者を支える主要な根拠法令について、犯罪被害者等基本法と、配偶者からの暴力の防止及び被害者の保護等に関する法律（DV防止法）、ストーカー行為等の規制等に関する法律（ストーカー規制法）を紹介します。

1 犯罪被害者等基本法

犯罪被害者等基本法は、犯罪被害者等（犯罪及びこれに準ずる心身に有害な影響を及ぼす行為の被害者及びその家族又は遺族）のための施策を総合的かつ計画的に推進することによって、犯罪被害者等の権利利益の保護を図ることを目的としたものです。

その基本理念として、犯罪被害者等は、個人の尊厳が重んぜられ、その尊厳にふさわしい処遇を保障される権利を有することなどが定められています。

国・地方公共団体が講ずべき基本的施策としては、例えば、相談及び情報の提供等、損害賠償の請求についての援助等、給付金の支給に係る制度の充実等、保健医療サービス及び福祉サービスの提供、安全の確保、居住及び雇用の安定、刑事に関する手続への参加の機会を拡充するための制度の整備等、といった項目が掲げられています（図表6—2）。

2 配偶者からの暴力の防止及び被害者の保護等に関する法律（DV防止法）

❶ 配偶者暴力防止法の成立と経過

2001年、配偶者からの暴力の防止及び被害者の保護に関する法律（以下、配偶者暴力防止法）が成立しました。配偶者からの暴力にかかる通報、相談、

図表 6−2　犯罪被害者等基本法の概要

【目的】（犯罪被害者等の権利利益を保護）
- 犯罪被害者等のための施策に関する基本理念を規定
- 国・地方公共団体・国民の責務、施策の基本事項を規定
  →犯罪被害者等のための施策を総合的かつ計画的に推進

【対象】（犯罪被害者等）
- 犯罪等（犯罪及びこれに準ずる心身に有害な影響を及ぼす行為）の被害者及びその家族又は遺族

【基本理念】
- 犯罪被害者等は個人の尊厳が尊重され、その尊厳にふさわしい処遇を保障される権利を有する
- 被害の状況及び原因、犯罪被害者等が置かれている状況等の事情に応じた適切な施策を講じる
- 再び平穏な生活を営めるまでの間、途切れることなく支援を行う

【国・地方公共団体・国民の責務、関係団体も含めた連携協力等】

【基本的施策】
- 相談及び情報の提供等（第 11 条）
- 損害賠償の請求についての援助等（第 12 条）
- 給付金の支給に係る制度の充実等（第 13 条）
- 保健医療サービス及び福祉サービスの提供（第 14 条）
- 安全の確保（第 15 条）
- 居住及び雇用の安定（第 16 ～ 17 条）
- 刑事に関する手続への参加の機会を拡充するための制度の整備等（第 18 条）
- 保護、捜査、公判等の過程における配慮等（第 19 条）
- 国民の理解の増進（第 20 条）
- 調査研究の推進等（第 21 条）
- 民間の団体に対する援助（第 22 条）
- 意見の反映及び透明性の確保（第 23 条）

保護、自立支援等の体制を整備して、配偶者からの暴力を防止し、人権の擁護と男女平等の実現を図ろうとするものでした。配偶者からの暴力を受けている者を発見した者の通報に関する規定や裁判所の保護命令に関する規定等が整備されました。2004 年に改正が行われ、配偶者からの暴力の定義の拡大や保護命令制度の拡充が図られ、都道府県も配偶者からの暴力の防止及び被害者の保護のための施策の実施に関する基本的な計画をそれぞれ定めなければならないこととされています。2007 年にも改正され、保護命令制度のさらなる拡充や、市町村に施策の実施に関する基本的な計画の策定を努力義務として課することなどが盛り込まれました。2013 年には、配偶者暴力防止法の名称が、「配偶者

からの暴力の防止及び被害者の保護等に関する法律」に改められています。また2019年、児童虐待防止対策の強化を図るための児童福祉法等の一部を改正する法律が成立し、被害者保護のために相互に連携・協力すべき関係機関として児童相談所が明記されるなどの改正が行われました。

❷ 配偶者暴力防止法の射程と概要

　この法律では、配偶者からの暴力を対象としており、国籍や在留資格を問わず、日本にいるすべての外国人にも適用されます。生活の本拠をともにする交際相手からの暴力や、別居中の配偶者から暴力をふるわれている場合も対象になります。男性の被害者であっても、この法律による保護等を受けることができるとされています。

　また、医師その他の医療関係者が、配偶者からの暴力によるけがなどを発見したときは、配偶者暴力相談支援センター又は警察官に通報できることとなっています（ただし、被害者本人の意思は尊重されます[1]）。配偶者からの身体に対する暴力を受けている被害者がさらなる生命又は身体に重大な危害を受けるおそれが大きいときには、被害者からの申立てにより、裁判所が配偶者に対し、保護命令を出すことができます（図表6—3）。

図表6—3　DV防止法による保護命令の種類

接近禁止命令	6か月間、被害者の身辺につきまとったり、被害者の住居（同居する住居は除く）や勤務先等の付近を徘徊することを禁止する命令。
未成年の子への接近禁止命令	6か月間、被害者と同居している子の身辺につきまとったり、住居（その子が加害者と同居する住居は除く）や学校等の付近を徘徊することを禁止する命令。
親族等への接近禁止命令	6か月間、被害者の親族等の身辺につきまとったり、住居（その親族等が加害者と同居する住居は除く）や勤務先等の付近を徘徊することを禁止する命令。
電話等の禁止命令	面会を要求したり、物を送付したり、緊急やむを得ない場合を除き連続して電話をかけたり、ファクシミリ送信、もしくは電子メールを送信すること等を禁止する命令。
退去命令	加害者と被害者が同居している場合に、加害者に対して、2か月間、住居から出て行くことを命じ、住居付近を徘徊することを禁止する命令。

※1　DV防止法第6条第1項に「配偶者からの暴力を受けている者を発見した者は、その旨を配偶者暴力相談支援センター又は警察官に通報するよう努めなければならない」と規定されていますが、本人の意思が尊重されることになるため、通告義務は課せられていません。一方、児童虐待の防止等に関する法律（児童虐待防止法）では、児童虐待を受けたと思われる児童を発見した場合、すべての国民に通告する義務が定められています。また高齢者虐待の防止、高齢者の養護者に対する支援等に関する法律（高齢者虐待防止法）においては、高齢者の生命又は身体に重大な危険が生じている場合は、速やかに、これを市町村に通報しなければならないと規定されています。障害者虐待の場合も同様に通告義務が課せられています。

3 ストーカー行為等の規制等に関する法律（ストーカー規制法）

❶ ストーカー規制法の概要

2000年、ストーカー行為等の規制等に関する法律（以下、ストーカー規制法）が成立しています。「つきまとい等」を繰り返すストーカー行為者に警告を与えたり、悪質な場合は逮捕することで被害を受けている人を守る法律となっています。加害者の行為がエスカレートし、事態が急展開して重大事件に発展するおそれが大きいなどのストーカー事案の特徴を踏まえて、加害者に対して迅速な行政措置・検挙措置を講じるとともに、被害者への危害を防止し、被害者の安全・安心の確保に努めていくことになっています。

❷ ストーカー行為とは

「つきまとい等」とは、つきまとい・待ち伏せ・押しかけ・うろつき等、監視していると告げる行為、面会や交際の要求、乱暴な言動、無言電話・連続した電話・ファクシミリ・電子メール・SNS等の送信、汚物等の送付、名誉を傷つける、性的羞恥心の侵害等のような行為を指しています。また、同一の者に対し「つきまとい等」を繰り返して行うことを「ストーカー行為」と規定しています。

❸ ストーカー事案と規制の現状

2013年に同法の改正が行われ、拒まれたにもかかわらず連続して電子メールを送信する行為が規制対象とされました。ストーカー事案にかかる相談件数が高い水準で推移しており、その被害態様も多様化していること等を踏まえ、2016年にもストーカー規制法の改正が行われています。規制対象行為の拡大が図られ、住居等の付近をみだりにうろつく行為や、SNSのメッセージ送信等、ブログ等の個人のページにコメント等を送ることも規制対象となりました。また、ストーカー行為罪が、告訴が不要な非親告罪となったり、罰則が強化されています。さらに、2021年の同法の改正では、被害者が実際にいる場所で見張られたりした場合や、拒否しているにもかかわらず手紙（文書）を送付してくる、また、被害者の承諾なくGPS機器等の位置情報を取得する行為等も規制対象になりました。近年のストーカー事案を鑑み、ようやく被害者保護の姿勢が強まってきています。

なお、ストーカー規制法とDV防止法の手続きの流れについては、図表6—

4 にまとめています。

図表 6−4　ストーカー事案・配偶者からの暴力事案等に関する手続きの流れ

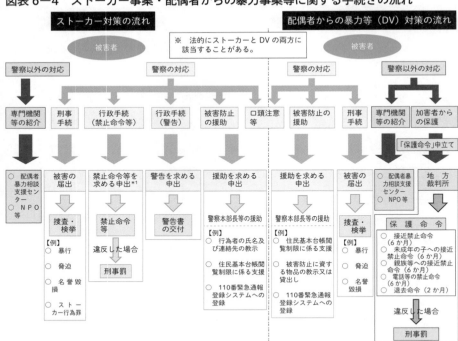

＊１：禁止命令等は、被害者の申出によらず、職権により行うことができる（緊急の場合は被害者の身体の安全が害される場合のみ）。

出典：警察庁「令和４年 警察白書」p.53, 2022. を一部改変

3 被害者が支援を受ける場所

日本では犯罪被害者やその家族には何の救済もない時代が長く続いていましたが、犯罪被害者等基本法が施行されることで、機関連携が進んできました。現在、犯罪被害者の支援にかかわる機関は、被害者が直後に運ばれる医療機関をはじめ、警察、検察庁、法テラス、保護観察所、弁護士会の司法領域の関係者や、地方公共団体、民間被害者支援団体、精神科医療機関、カウンセリング機関、当事者団体等、さまざまです。ここでは主要な機関を取り上げます。

1 警察

公的機関として被害の届出を最初に受け取ることが多く、また、被疑者の検挙、被害の回復・軽減、再発防止等の面で犯罪被害者等と最も密接にかかわり、犯罪被害者等を保護する役割を担っています。2016年に内閣府から国家公安委員会（警察庁）に犯罪被害者等施策の所管が移されており、警察が被害者支援を施策上も中心的に率いていく立場になりました。各警察署では、殺人事件、性犯罪事件、ひき逃げ事件、交通死亡事故などが発生した場合、連絡活動を行う「指定被害者支援要員」を指名し、犯罪被害者およびその家族等に対し、初期支援、被害者連絡および訪問・連絡活動を行っています。また、犯罪被害者支援の連携の仕組みとして、被害者支援連絡協議会が都道府県単位で設置され、その下部組織として分科会（性犯罪、被害少年、交通事故、DV、ストーカー等）が組織されており、連携を図り支援を行っています。

2 検察庁

犯罪を捜査し、刑事事件に関し加害者を裁判にかけるか否かを決めたり、裁判で被告人がその犯罪を行ったということを証拠に基づいて立証することを本

務としています。被害者支援としては、さまざまな相談に応じたり、犯罪被害者等へ事件に関する情報を提供したりしており、被害者ホットラインを各検察庁に設置しています。

被害者支援員制度を設けており、被害者支援員が被害者のさまざまな相談への対応、法廷への案内・付き添い、事件記録の閲覧、証拠品の返還などの各種手続の手助けをするほか、被害者の状況に応じて精神面、生活面、経済面等の支援を行っている関係機関や団体等を紹介するなどの支援活動を行っています。

3 犯罪被害者団体（自助グループを含む）

被害当事者組織は、2000年前後で、全国に設立されてきた経緯があります。犯罪被害者等の権利と被害回復制度の確立を求める被害者運動をリードしてきた新全国犯罪被害者の会（新あすの会）（2018年に「あすの会」解散。その後、関東で「にじの会」、関西で「つなぐ会」が設立、2022年に再発足）をはじめ、2008年より全国各地で開催されている「生命（いのち）のメッセージ展」の活動など、全国に広がるものから、固有の地域で展開されている活動まで幅広くなっています。全国の犯罪被害者団体や自助グループの連合体である犯罪被害者団体ネットワークハートバンド（2005年に結成、現在19団体）も結成され、毎年全国大会を主催し、切実な現状と制度改善などの課題を訴え続けています。警察庁の把握している犯罪被害者団体数は、2023年3月時点で22か所となっていますが、全国にはほかにも多数あります。

4 民間被害者支援団体

日本の被害者支援は1990年代よりボランティアによる民間被害者支援団体によって行われてきました。現在は、全国被害者支援ネットワークに加盟している団体等が都道府県に1か所ずつ（北海道は2か所）存在し、各電話相談や面接相談、裁判所や警察などへの付き添い支援等の直接支援を行っています（活動内容は団体によって異なっています）。都道府県の公安委員会から早期支援にあたる犯罪被害者等早期援助団体としての指定を受けており、被害者の同意が得られれば、警察から情報提供を受けて早期の支援を行うことになっています。寄付金・補助金等により運営しているため、経済的基盤の課題を抱える団体も多数あります。

また、犯罪被害者のなかでも性犯罪・性暴力被害者に特化した支援の枠組み

として、産婦人科医療をはじめとして、心理的支援、捜査関連の支援、法的支援等の多様な支援を1か所で受けられる体制を目指した「性犯罪・性暴力被害者のためのワンストップ支援センター」が各都道府県にできました。産婦人科医療等※2 を提供できる病院内に相談・支援のコーディネートの機能を担う相談センターをおく「病院拠点型」と、産婦人科医療等※2 を提供できる病院から近い場所に相談センターをおく「相談センター拠点型」等の形態があります(ワンストップ支援センターの約半数は、犯罪被害者等早期援助団体に併設)。

　団体の一覧は、警察庁・内閣府のホームページで参照できます。

5 地方公共団体 (犯罪被害者等のための総合的対応窓口)

　地方公共団体については、(第1次)犯罪被害者等基本計画(以下、基本計画)策定時にすべての都道府県に総合的対応窓口が整備され、第2次基本計画で市区町村における総合的対応窓口の整備が行われました。第3次基本計画では、さらなる体制整備に取り組んでいくことになり、第4次基本計画ではその体制を強化していくことになりました。

　地方公共団体の総合的対応窓口で、電話・面接による相談や情報提供、一時的に利用できる住居の提供、家事・育児等の日常生活の支援、さまざまな手続の補助や付き添い、資金の貸付け等が行われるようになってきています。実際、犯罪被害者等のための総合的対応窓口の設置状況は、2019年に全国で100%となりました。つまり、すべての市区町村には、犯罪被害者等のための総合的対応窓口があるのです。しかしながら、地方公共団体の総合的対応窓口の稼働率は、低調です。民間の調査[1]の結果からは、地方公共団体で過去1年間に相談があった総合的対応窓口は約2割にとどまり、担当者も約9割が兼務となっています。今後、さらなる国民への周知と窓口機能の充実が求められています。

　なお、犯罪被害者やその家族、遺族(犯罪被害者等)の支援に関する地方公共団体の基本理念、責務、施策等を規定した専ら犯罪被害者等の支援に関する事項について定めた条例(犯罪被害者等の支援に特化した条例)(以下、犯罪被害者支援条例)の施行が、その地方公共団体の支援を後押ししているともいわれています。犯罪被害者支援条例を制定している地方公共団体(市区町村)は、2022年4月1日時点で26.3%となっています。

※2　女性の場合は産婦人科医療になりますが、男性の場合は外科や泌尿器科等、子どもの場合は小児科で診ます。

6 日本司法支援センター

　日本司法支援センター（以下、法テラス）では、犯罪被害者等が必要な法的支援が受けられるよう、問い合わせ内容に応じて、さまざまな支援情報を提供しています。

　犯罪被害者支援の経験や理解があるとして弁護士会から推薦を受けている弁護士を紹介してくれることもあります。法テラスが窓口の主たる制度は、図表6―5のとおりです。犯罪被害者等のための法律援助（日本弁護士連合会委託援助）に加え、2018年より特定侵害行為（DV、ストーカー、児童虐待）の被害を受けている方や受けるおそれのある方に対して、再被害の防止に必要な法律相談を受けることが可能になりました。

図表6―5　法テラスによる犯罪被害者支援業務

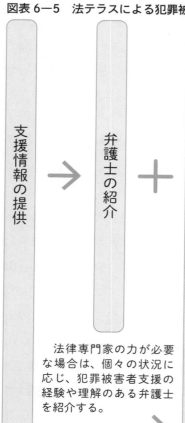

支援情報の提供

→

弁護士の紹介

　法律専門家の力が必要な場合は、個々の状況に応じ、犯罪被害者支援の経験や理解のある弁護士を紹介する。

　相談窓口の案内、利用できる法制度等、犯罪被害者支援に関する情報を無料で提供する。

＋

経済的援助制度の利用
※経済的援助を受けるには、資産等の一定の要件を満たす必要があります。

DV等被害者法律相談援助制度
DV、ストーカー、児童虐待を現に受けている方や受けるおそれのある方に対し、資力にかかわらず、弁護士による速やかな法律相談を実施する。

国選被害者参加弁護士制度
被害者参加人が経済的に余裕のない場合でも、弁護士による援助を受けられるようにするため、裁判所が国選被害者参加弁護士を選定し、国がその費用を負担する。

被害者参加旅費等支給制度
被害者参加制度を利用して刑事裁判に出席された方に、国がその旅費、日当および宿泊料を支給する制度。資力にかかわらず、すべての被害者参加人の方が利用できる。

民事法律扶助制度
損害賠償命令申立てや保護命令の申立て等、民事裁判等の手続を希望する被害者の方に、弁護士費用の立替えを行う。

日本弁護士連合会委託援助
殺人、傷害、性犯罪、ストーカー等の犯罪にあった方や虐待、体罰またはいじめを受けている未成年者に、刑事手続、少年審判手続または行政手続等に関する弁護士費用等を援助する。

出典：日本司法支援センター（法テラス）「犯罪被害者支援業務」（https://www.houterasu.or.jp/houterasu_gaiyou/mokuteki_gyoumu/hanzaihigaishashien.html）を一部改変

7 医療機関、保健所、精神保健福祉センター等

　犯罪被害のなかでも医療現場の児童虐待については、児童虐待防止医療ネットワークを構築して、医療機関内で子ども虐待に対応する組織を立ち上げる動きが全国的に広がっています。

　医療機関の犯罪被害者等全般に向けての施策は特に存在するわけではないですが、厚生労働省により、医療機関等が犯罪被害者等の支援を行っている関係機関・団体と連携・協力できるよう情報提供等が行われることになっています。保健所や精神保健福祉センターにおいても、精神保健に関する相談支援を実施することになっています。犯罪被害者等が罹患することがある PTSD の治療が可能な医療機関については、厚生労働省ホームページの医療機能情報提供制度（医療情報ネット）で検索できます。

8 女性等の暴力被害者のための支援機関

　配偶者からの暴力の防止および被害者の保護を図るための業務を行う施設として、「配偶者暴力相談支援センター」があげられます。都道府県が設置する婦人相談所その他の適切な施設がその機能を果たしています。また、市町村が設置する支援センターもあります。業務として、相談や相談機関の紹介、医学的または心理学的な援助等、被害者やその同伴家族の緊急時における安全の確保および一時保護、自立支援のための情報提供等、保護命令制度の利用についての情報提供等、被害者を居住させ保護する施設の利用についての情報提供等を行っています。

　「婦人相談所」では、女性のさまざまな問題に対して、相談・保護・自立支援など専門的支援を行っています。「婦人保護施設」では、利用者の自立に向け、中長期的に生活を支援（生活支援や就労支援）しています。また、「民間シェルター」では、民間団体によって運営されている暴力を受けた被害者が緊急一時的に避難できる施設となっています。

　なお、2022 年 5 月、「困難な問題を抱える女性への支援に関する法律」（女性支援法）が成立し、DV や性的虐待など家族からの暴力、性暴力、性的搾取、離婚、貧困、心身の疾患や障害、居場所の喪失、社会的孤立、予期しない妊娠・中絶・出産、孤立した子育てなどさまざまな困難を抱える女性たちを支援する仕組みがようやくできました（施行は 2024 年 4 月 1 日）。ただ、実効性がある法律になるかどうかは今後の取り組みにかかっているといわれています。

4 司法にかかわる制度やサービス

被害者にからんでくる法的側面の社会資源は多方面にわたります。ここでは、犯罪被害者に適用されることがある刑事裁判における被害者支援の制度[3]や、出廷時等の犯罪被害者への配慮[4],[5]、更生保護における犯罪被害者等のための制度[6],[7]に分けて説明します。図表6—6の一般的な刑事手続の流れを念頭におき、司法にかかわる制度やサービスをみていきましょう。

1 刑事裁判における被害者支援の制度

❶ 犯罪被害者と刑事裁判との関係

被害者参加制度ができるまでは、犯罪被害者等は裁判のための証拠の一部とされ、事情聴取がなされるものの裁判には直接的に関与できず（証人としてはかかわっています）、法廷の傍聴席でも遺影の持ち込みすら認められないこともありました。被害当事者らが犯罪被害者のための「刑事司法、訴訟参加、付帯訴訟（≒損害賠償命令制度）の現実」を目指し署名活動を行うことで、その歴史を塗り替えることになります。司法現場において最も画期的な変革は、「被害者参加制度」の創設といわれています。

❷ 心情等の意見陳述制度

そもそも犯罪被害者等には、加害者の刑事裁判の公判で意見陳述する方法が

※3 少年審判に関連する被害者支援制度についても、被害者等の意見聴取制度があります。
※4 少年審判に関連する被害者支援制度についても、少年事件の記録の閲覧・コピー、被害者等による少年審判の傍聴、被害者等に対する審判状況の説明、審判結果等通知制度があります。
※5 心神喪失等の状態で重大な他害行為を行った者の医療及び観察等に関する法律（医療観察法）の審判に関連する被害者支援制度についても、被害者や遺族等による審判の傍聴の制度、被害者や遺族等に対する審判結果の通知の制度があります。
※6 少年審判に関連する被害者支援制度についても、被害者等通知制度（少年審判後の通知）があります。
※7 医療観察法の審判に関連する被害者支援制度についても、被害者や遺族等の申し出がある場合、対象者の処遇の状況等に関する情報提供を受けることができるようになりました。対象者の氏名、対象者の処遇段階（入院処遇、地域社会における処遇、処遇終了）およびその開始または終了年月日、対象者の事件が係属している（係属していた）保護観察所の名称、所在地および連絡先、地域社会における処遇中の保護観察所による対象者との接触状況（直近6か月間における面接等の回数）の情報提供が受けられることになっています。

事件の発生		

警察への届出　　　　　　　　　　　　　　　　　　警察への相談

警察署		

捜査　　　　　　　　　　　　　加害者の逮捕
　　　　　　　　　　　加害者の身柄を警察で拘束しない場合もあります。

警察から検察庁へ事件を引き渡し（＝送致）

検察庁		

捜査　　　　　　　　　　　　　　処分の決定
加害者の身柄が拘束されていない場合は、数か月以上かかる場合もあります。

処分		

起訴	略式起訴	不起訴
検察庁が裁判所へ法廷で裁判を開くよう請求します。	検察庁が裁判所へ法廷で裁判を開かず書面のみで審理することを請求します（一定の軽い刑罰）。	検察庁は裁判所に審理を請求しないという決定をします。
起訴	略式命令裁判官は書類審査のみで命令を出します。	刑事手続の終了検察審査会への申立て不起訴処分に納得できない場合には、審査を申立てられます。審査結果によっては検察庁が起訴することもあります。
判決の確定	命令の確定	

刑罰の執行		

2つあります。1つ目は、刑事訴訟法第292条の2（2000年に創設）の「心情等の意見陳述制度」です。被害者や遺族等が法廷で心情等の意見を述べたいという希望をもっている場合に、公判期日に意見を述べることができる制度です。被害者の親族は、被害者が亡くなったときに限らず、被害者の心身に重大な故障がある場合にも意見を述べることができます。

❸ 被害者参加制度

　そして新たに2008年に創設された意見陳述の方法（2つ目）が、刑事訴訟法第316条の38の「被害者参加制度」です。殺人、傷害などの故意の犯罪行為により人を死傷させた罪、業務上過失致死傷などの罪にかかる事件などの犯罪被害者等が、一定の要件のもとで、刑事裁判に直接参加することを可能とするものです。被害者参加人として、原則として公判期日に出席することができるほか、刑事事件についての検察官の権限行使に関し、意見を述べ、説明を受けることができます。また、一定の要件のもとで情状証人や被告人に質問したり、事実または法律の適用について意見を述べたりすることができるようになっています（図表6—7）。

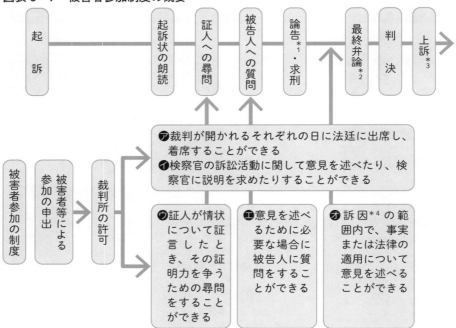

図表 6—7　被害者参加制度の概要

起訴 → 起訴状の朗読 → 証人への尋問 → 被告人への質問 → 論告*1・求刑 → 最終弁論*2 → 判決 → 上訴*3 →

被害者参加の制度 → 参加の申出 → 被害者等による → 裁判所の許可

ア 裁判が開かれるそれぞれの日に法廷に出席し、着席することができる
イ 検察官の訴訟活動に関して意見を述べたり、検察官に説明を求めたりすることができる

ウ 証人が情状について証言したとき、その証明力を争うための尋問をすることができる

エ 意見を述べるために必要な場合に被告人に質問をすることができる

オ 訴因*4の範囲内で、事実または法律の適用について意見を述べることができる

＊1：検察官が証拠調べの結果から、事実や法律の適用などについて述べる最終意見。
＊2：弁護人が証拠調べの結果から、事実や法律の適用などについて述べる最終意見。
＊3：上訴された場合でも、裁判所の許可により被害者参加制度が利用できますが、参加できる範囲が異なる場合もあります。また、参加の申出や弁護士への委任の届出は、改めて行う必要がありますので、詳しくは、事件を担当する検察官にご相談ください。
＊4：検察官が起訴状に犯罪事実として記載した具体的な事実。
出典：法務省「被害者参加制度」を一部改変

❹ 国選被害者参加弁護士制度

　また、被害者参加人のための制度として、「国選被害者参加弁護士制度」も同時に創設されました。一定の犯罪の被害者で、かつ、一定の資力に満たない被害者参加人を対象に、被害者参加弁護士の報酬および費用を国が負担する制度となっています。

❺ 損害賠償命令制度

　さらには、刑事裁判所が、殺人、傷害などの故意の犯罪行為により人を死傷させた罪にかかる事件などの犯罪被害者等から被告人に対する損害賠償命令の申立てがあったときに、刑事事件について有罪の言い渡しをした後、当該損害賠償請求についての審理・決定をすることのできる「損害賠償命令制度」が創設されました。通常の民事裁判よりも簡易・迅速な解決が被害者にもたらされることになります。裁判外で和解（示談）が成立した場合には、事件を審理している刑事の裁判所に申し立てると、裁判所にその合意の内容を公判調書に記載してもらえ、民事裁判で裁判上の和解が成立したのと同じ効力が与えられる

「刑事和解」の制度もできました。被告人に不払いがあったときには、強制執行の手続きができるようになっています。

しかし、被告人の多くは、出所（院）後、被害者等に連絡することなく行方がわからなくなり、損害賠償金を支払いません。逃げ得が許される社会になっているといわれています。

2 出廷時等の犯罪被害者への配慮

裁判では、被告人の犯罪を証明するため、被害者に被害にあった状況や被告人に対する気持ちを、目撃者には事件、事故を目撃した状況などを法廷で証言してもらう場合があります。その証言する犯罪被害者等の精神的な負担を軽くするため、裁判所の判断によって、証人への付き添い、証人の遮へい、ビデオリンク方式での証人尋問の措置（図表6—8）をとることができるとされています。

図表6—8　証人尋問の際の措置

証人への付き添い	性犯罪の被害者や子どもが刑事事件の証人として法廷で証言するときは、不安や緊張を和らげるため、証人が証言している間、家族や心理カウンセラーなどが証人のそばに付き添うことができる。
証人の遮へい	証人が、法廷で証言する際に、被告人や傍聴人から見られていることで心理的な圧迫を受けるような場合、証人と被告人や傍聴人との間についたてなどを置き、相手の視線を気にしないで証言できるようにする。
ビデオリンク方式	性犯罪の被害者などが、関係者が全員そろった法廷で証言することに大きな精神的な負担を受けるような場合、証人に別室で在席してもらい、法廷と別室とをケーブルで結び、モニターを通じて尋問を行う。

そのほかにも、「公判記録の閲覧・謄写（コピー）」については、裁判所は、被害者等には原則として認めることとされています。また、「裁判の傍聴」は誰でもできますが、傍聴希望者が多数いる事件は、抽選をして傍聴者を決めるのが普通であり、抽選に漏れてしまうと被害当事者でも傍聴できませんでした。

現在は、被害者等から傍聴を希望するという申し出があったときは、被害者や遺族等の傍聴席の確保について、可能な限り配慮することになっています。

3 更生保護における 犯罪被害者等のための制度

更生保護分野は、従来は加害者側の更生を目的とした支援体系となっていま

したが、2007年に更生保護における犯罪被害者等施策が開始されています。「犯罪被害者等基本計画」では犯罪被害者等の心情を踏まえた適切な加害者処遇が、2017年に策定された「再犯防止推進計画」では犯罪被害者等の視点を取り入れた指導等の充実がそれぞれ規定され、犯罪被害者等の視点を踏まえた保護観察の実施が求められるようになりました。

　実際、加害者の処遇等については、被害を受けて人生が一転した犯罪被害者等にとっては、加害者に会いたくない、かかわりたくないと思う一方、関心をもちたくなくても、謝罪や支払われない賠償金をめぐって関与せざるを得ないことも多い現状があります。遺族にとっては賠償金が亡くなった人の存在や生きた証そのものであり、加害者には一生をかけて償ってほしいと思っていることも多いものです。そのような犯罪被害者等が、裁判・審判の終了後に利用できる制度として、「意見等聴取制度」「心情等伝達制度」「被害者等通知制度」「相談・支援」の４つがあげられます（図表6—9）。

図表6—9　更生保護における犯罪被害者等のための制度

| 裁判審判 | 受刑少年院入院 | 仮釈放仮退院の審理 | 保護観察の開始 | 保護観察の終了 |

「意見等聴取制度」

加害者の仮釈放や少年院からの仮退院を許すか否かを判断するために地方更生保護委員会が行う審理において、被害者や遺族等が、仮釈放・仮退院に関する意見や被害に関する心情を述べることができる。意見などは、仮釈放・仮退院を許すか否かの判断にあたって考慮されるほか、仮釈放・仮退院が許された場合に加害者が期間中守るべき特別の事項を決定する際などに考慮されることになる。

「心情等伝達制度」

被害者や遺族等の被害に関する心情、そのおかれている状況、保護観察中の加害者の生活や行動に関する意見を聴き、これを保護観察中の加害者に伝える制度である。保護観察中の加害者に対しては、被害の実情等を直視させ、反省や悔悟の情を深めさせるよう指導監督を行うことになっている。

「被害者等通知制度」

検察庁では、被害者や親族等に対し、できる限り事件の処分結果、刑事裁判の結果、犯人の受刑中の刑務所における処遇状況、刑務所からの出所時期などに関する情報を提供できるようにしている。

「相談・支援」

保護観察所の被害者専任の担当者が相談に応じることになっている。被害者や遺族等のための制度や手続等に関する情報を提供したり、相談に応じて関係機関・団体等の紹介等を行っている。

資料：法務省保護局「更生保護における犯罪被害者等の方々のための制度」2017.（https://www.moj.go.jp/content/001241121.pdf）をもとに筆者作成

part 6 5 生活を支える制度やサービス

　被害者の生活を支える社会資源は多方面にわたります。かつては、犯罪被害者等給付金の支給等による犯罪被害者等の支援に関する法律（犯罪被害者等給付金支給法）しかなかった犯罪被害者等の保護・支援のための立法の仕組みが変わり、犯罪被害者等の生活を支える固有の制度が創設されてきました。特に、近年では、各地方公共団体において犯罪被害者支援条例を制定し、そのなかで犯罪被害者等に必要な支援等の具体的施策を講じる動きが目立っています。

　ここでは、経済的負担の軽減、保健医療・福祉サービス、日常生活支援、居住の安定、雇用の安定、安全の確保に分けて、犯罪被害者等のみに適用される主な制度やサービスを取り上げます。以下、制度名の後のカッコは、（警）は警察、（検）は検察が窓口になることを指し、無記載のものは、行政をはじめその他関係機関が窓口になるものを指します。

1 経済的負担の軽減

犯罪被害給付制度（警）

　犯罪被害者等に適用される制度として、最も古いものが「犯罪被害給付制度」となります。殺人などの故意の犯罪行為により、不慮の死を遂げた被害者の遺族または身体に障害を負わされた犯罪被害者等に対し、社会の連帯共助の精神に基づき、国が犯罪被害者等給付金を支給し、その精神的、経済的打撃の緩和を図ろうとする制度です。

　遺族に対して支給される「遺族給付金」と、犯罪行為により重大な負傷または疾病を負った者に対して支給される「重傷病給付金」、身体に障害が残った者に対して支給される「障害給付金」の3種類があります（図表6―10）。

　なお、「重傷病給付金」は、重傷病（加療1か月以上、かつ、3日以上の入院を要する負傷または疾病（心的外傷後ストレス症（PTSD）等の精神疾患に

図表 6—10　犯罪被害給付制度の概要

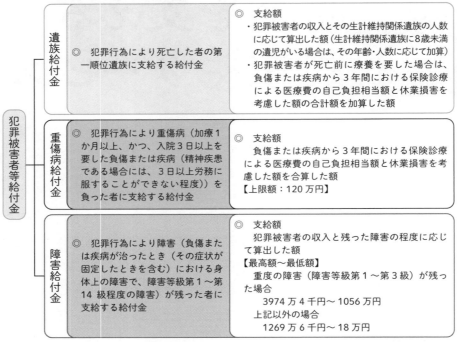

出典：警察庁「犯罪被害給付制度のご案内」(https://www.npa.go.jp/higaisya/kyuhu/pdf/hankyuu.pdf) を一部改変

ついては、加療 1 か月以上、かつ、3 日以上労務に服することができない程度））を負った被害者に、一定の期間を限度として、保険診療による医療費の自己負担分と休業損害を考慮した額の合算額（上限額 120 万円）を支給するものです。「障害給付金」は、障害（障害等級第 1 〜第 14 級）の残った被害者に支給するものです。

　被害者にも原因がある場合等には給付金の全部または一部が支給されないことがあります。また、犯罪行為による死亡、重傷病または障害の発生を知った日から 2 年を経過したとき、またはこれらの被害が発生した日から 7 年を経過したときには申請ができないことになっています。

　なお、2016 年、第 3 次犯罪被害者等基本計画施行によって、重傷病給付金の給付期間が 1 年から 3 年を経過するまでに延長されました。また、幼い遺児がいる場合は、遺児が 18 歳になるまでに遺族給付金が増額されました。さらには、それまでは親族間犯罪は対象にならなかったのですが、事実上親族関係が破綻している場合は対象にするなど、大幅な見直しが行われました。

　そのほかにも、近年、さまざまな犯罪被害者等に適用される経済的側面を支える制度が創設されています。図表 6—11 は、犯罪被害者等給付金以外で取り上げられることが多い、経済的負担の軽減のための制度を掲載しています。

被害回復給付金支給制度	詐欺罪や高金利受領罪（出資法違反）といった財産犯等の犯罪行為により犯人が得た財産（犯罪被害財産）は、刑事裁判により犯人からはく奪（没収・追徴）することができる。それらの犯人からはく奪した犯罪被害財産を給付資金として保管し、被害を受けた方などに給付金を支給することになっている。ただし、対象は、刑事裁判で認定された財産犯等の犯罪行為の被害者等となっている（窓口：検察庁）。
奨学金	生命身体犯罪の子どもへの奨学金は、犯罪被害救援基金により奨学金を給付する仕組みがある。交通事故により親を亡くしたり、親が重度後遺障害を負った子どもへの奨学金は、交通遺児育英会により無利子で貸与される仕組みもある。 2016年、振り込め詐欺の被害者に返還できなかったお金（預保納付金）を活用し、交通事故、詐欺被害、傷害、殺人などの犯罪に遭遇し、経済的に不安定となった家庭の子どもを対象に、奨学金を給付制で実施し始めた（窓口：日本財団）。
見舞金制度等*1	地方公共団体によって見舞金制度等の導入が図られている。2022年4月1日現在、犯罪被害者等を対象とし得る見舞金の制度を導入しているところは13都道府県、12政令指定都市、464市区町村、貸付金の制度を導入しているのは、3都道府県、10市区町村となっている。額については10〜30万円の見舞金、50万円の貸付金程度のものになっている。
国外犯罪被害弔慰金等支給制度	海外での犯罪被害者に対する経済的支援として、国外犯罪被害障害見舞金として1人当たり100万円を支給する（窓口：警察）。

＊1：見舞金制度等については、警察庁「令和4年版 犯罪被害者白書」pp.176〜219，2022．（https://www.npa.go.jp/hanzaihigai/whitepaper/2022/zenbun_pdf/kiso4_12.pdf）をもとに筆者作成

2 保健医療・福祉サービス

❶ 第三者行為による傷病への保健医療サービス

　犯罪被害者等が負傷をした場合、最初に運ばれる、あるいは出向く機関は医療機関となることは想像に難くはないでしょう。まず知っておくべき医療にからむ制度は、「第三者行為による傷病届」です。「第三者行為による傷病届」を保険者へ提出することで、被害者が健康保険を使って治療を受けることができ、被害者自らが全額負担しないですむ制度です。第三者行為による傷病届とは、第三者である「他人」の行為によって被害者が受傷したとき、保険者が加害者の情報を把握し、後日、加害者に対して、立て替えた治療費を請求しやすくするための書類を指しています。

❷ 性被害等への公費負担

　また、性犯罪被害者の医療については、「性犯罪被害者の初期受診への付き添い及び費用負担」として、性犯罪被害者の精神的・経済的負担の軽減のため

に性犯罪被害者の緊急避妊等に要する経費（初診料、診断書料、性感染症等の検査費用、人工妊娠中絶費用等を含む）を都道府県警察の公費で負担する制度ができました。性犯罪被害以外の一般身体犯被害についても、被害者等の刑事手続における負担を軽減するため、犯罪被害にかかる初診料、診断書料、死体検案書料等の費用を公費により負担しています。「司法解剖後の遺体修復及び遺体搬送経費支出」※8の負担も警察により公費で行われるようになっています。

❸ 精神的苦痛への公費負担

さらに、犯罪被害者等は精神的苦痛に苛まれることが多いのですが、その対策として近年、「カウンセリング費用の公費負担制度」も創設されています。都道府県警察では、臨床心理士資格等を有する警察部内カウンセラーを配置し対応してきましたが、2016年度から、犯罪被害者等が自ら選んだ精神科医、臨床心理士等を受診した際の診療料またはカウンセリング料も警察において支払うことが可能となりました。ただ、一般身体犯や性犯罪の比較的急性期の被害者が対象に実施されている地域が多く、犯罪被害者遺族はその対象にならない地域もあります。PTSD治療については、自立支援医療制度の利用により原則1割負担となる自立支援医療（精神通院医療）を活用することを周知することになっています。

❹ 重度後遺障害者等への支援

交通事故による重度後遺障害者に対する医療については、国土交通省により整備されています。自動車事故による重度後遺障害者で在宅介護を受けている者の入院を積極的に受け入れている病院は全国で合計206病院、障害者支援施設等の短期入所協力施設は合計138施設が指定されています。独立行政法人自動車事故対策機構（NASVA（ナスバ））においては、全国11か所の療護施設があり、自動車事故による遷延性意識障害者（植物状態：vegetative state）に対する高度な治療・手厚い看護を行っています。全国50支所において、介護料や生活資金貸付等の独自の制度を運用したり、「友の会の集い」を開催し、子どもたちや家族の交流の場を設けたりしているようです（犯罪被害者等全般の交流の場としては、民間被害者支援団体の約半数が、自助グループをもち運営しています）。

※8　県をまたぐと自己負担が生じることがあります。

3 日常生活支援

　犯罪被害者等の日常生活の支援については、社会の関心は向けられてこなかった歴史があります。残念ながら、日本には、障害者の日常生活及び社会生活を総合的に支援するための法律（障害者総合支援法）や介護保険法といった障害者や高齢者の日常生活をサポートするような、全国どこでも公的な日常生活支援を受けることのできる仕組みは、犯罪被害者等には存在しません。

　それを代替すべく、近年では地方公共団体が条例等を策定するなかでそれらの制度・サービスの導入を図り始めています。例えば、家事ができなくなった、子どもを預けなければならなくなった、子どもが学校に通うことができなくなった、新たに就職する必要が生じた場合等に対して、家事援助や、介護を行う者の派遣にかかる支援、一時保育に要する費用の補助、家賃補助、就職に必要な資格取得などにかかった費用の一部を助成する等の制度、配食サービス実施にかかる費用や、住居復旧にかかる費用などを助成する地方公共団体が出てきています。神戸市や明石市、横浜市、三重県の犯罪被害者支援条例は全国的にも充実した日常生活支援用の制度・サービスをもっています。多様な日常生活支援のサービスをもつ地方公共団体はまだまだ少なく、今後に期待されています。

4 居住の安定

　犯罪被害者等のなかには、自宅が犯行現場となり、事件以降居住することが難しくなる場合などがあります。警察では「一時的宿泊場所に要する経費及びハウスクリーニングに要する経費」として緊急一時避難場所のホテル代等を公費で負担したり、地域によりますが、民間賃貸住宅の仲介手数料を無料にしたりする制度が存在します（都道府県警察によって異なります）。また、自宅の安全が確保できず居住に困る場合は、「被害直後及び中期的な居住場所の確保」として、犯罪被害女性や子どもに対して、児童相談所・婦人相談所の一時保護所や、婦人相談所が一時保護委託先として契約している母子生活支援施設、民間シェルター等において一時保護を実施しています。その対象に、2016年からストーカー被害女性や性犯罪・性暴力被害女性が追加されました。また、地方公共団体では「公営住宅への優先入居等」の制度を設け、DV被害者を含む犯罪被害者等に対して、公営住宅への優先入居等の施策を運用しています[9]。

5 雇用の安定

犯罪被害者等は、事件・事故後、「職場の人々との関係が悪化した」り、「仕事をしばらく休んだ」り、「仕事を辞めた、変えた」という状況におかれるといわれています。犯罪被害者等のために存在する国の雇用の制度はありません。犯罪等の被害にあった労働者は、治療や裁判への出廷のために仕事を休まなければならないこともあるため、厚生労働省により、「被害回復のための休暇制度」の周知・啓発を努めています。

6 安全の確保

加害者の報復行為としてのお礼参りという言葉があるように、犯罪被害者等は加害者からの再被害におびえることも多いものです。更生保護における犯罪被害者等のための制度の1つである「被害者等通知制度」を利用し加害者情報を知ることは、自身の防衛の意味で必要な制度です。

DV、ストーカー、児童虐待の被害者には、「住民票等の交付制限」の制度があり、住民基本台帳の一部の写しの閲覧、住民票の写し等の交付および戸籍の附票の写しの交付を制限する措置がとれることになっています。なお、ごく一部ではありますが、防犯対策費用助成の制度をもつ地方公共団体が出てきています。

※9　地方公共団体における公共住宅等への入居に際しての配慮の内容は、「抽選によらず入居」「入居要件の緩和」「抽選倍率の優遇」等があります。

6 犯罪被害者等が利用できる既存の制度

「5 生活を支える制度やサービス」では、犯罪被害者等のために設けられた主要な制度について説明してきました。しかしながら、実際は、犯罪被害者等の事件・事故後は、これらの制度だけでは十分とはいえません。被害直後から生活支援を受けることのできる体制も整ってはいません。犯罪被害者やその遺族からの経済的側面等の補償を求める声も大きいものです。

現在、国としては、その対応として、地方公共団体独自の制度・サービスに加え、既存の社会福祉制度の活用を図っていくことを推し進めています。そして、その社会福祉制度の活用等をめぐり、コーディネート機能を併せもつ、ソーシャルワーカーの犯罪被害者支援施策への関与が期待されています。

図表6―12　犯罪被害者等が利用できる制度

	地方公共団体の窓口で申請	警察・検察庁・裁判所・被害者支援センター等で申請*2	その他の関係機関で申請
経済的負担の軽減	〈被害者等相談窓口〉 ・犯罪被害者等支援金*1 ・犯罪被害者等貸付金*1 〈国民年金窓口〉 ・**遺族基礎年金** ※または死亡一時金または寡婦年金 ・**障害基礎年金** 〈福祉関係窓口〉 ・**障害者手帳交付** ・**交通費助成** ・**生活保護** ・**母子寡婦福祉資金貸付金** ・**児童扶養手当** ・**就学援助制度**	・犯罪被害者等給付金（警） ・被害回復給付金（検）	・**生活福祉資金の貸付***3（社会福祉協議会） ・**遺族厚生（共済）年金**（年金事務所） ・**障害厚生（共済）年金**（年金事務所） ・奨学金の貸与、支給（交通遺児育英会、まごころ奨学金等）
保健医療・福祉サービス	〈国民健康保険窓口〉 ・**第三者行為による傷病届** ・**高額療養費** 〈福祉関係窓口〉 ・**ひとり親家庭等医療費助成** ・**障害者手帳交付**	・カウンセリング費用の公費負担制度（警） ・性犯罪被害者の初期受診への付き添い及び費用負担（警） ・司法解剖後の遺体修復及び遺体搬送経費	・第三者行為による傷病届（被用者保険の場合：各健保へ） ・**高額療養費**（被用者保険の場合：各健保へ） ・**送迎サービス**（社会

		支出（警）	福祉協議会）
	・自立支援医療費支給 ・介護保険 ・小児医療費助成 ・24時間型緊急一時保育		
日常生活支援	〈被害者等相談窓口〉 ・ホームヘルプ*¹ ・一時保育費用の補助*¹ ・配食サービス*¹ ・学習支援*¹ ・就職に必要な資格取得の費用助成*¹ 〈福祉関係窓口〉 ・**ひとり親家庭等日常生活支援事業** ・**障害者総合支援法によるサービス** ・**介護保険法によるサービス**		・**送迎サービス（社会福祉協議会）*¹** ・**有償家事援助サービス（社会福祉協議会）*¹**
居住の安定	〈被害者等相談窓口〉 ・転居費用助成 ・公営住宅への優先入居*¹ ・公営住宅の一時入居*¹ ・民間賃貸住宅の情報提供、家賃補助等*¹ ・緊急一時避難場所の提供*¹ 〈福祉関係窓口〉 ・**女性シェルター利用**	・緊急一時避難場所の提供（警） ・被害現場のハウスクリーニングの公費負担（警） ・民間賃貸住宅の仲介手数料が無料（警）	
雇用の安定	〈福祉関係窓口〉 ・**母子家庭等就業・自立支援センター事業**		・**障害者就労支援（就労支援センター）** ・**労働問題に関する相談、情報の提供（総合労働相談コーナー等）**
安全の確保	〈被害者等相談窓口〉 ・防犯対策費用助成*¹ 〈福祉関係窓口〉 ・**住民票等の交付制限**	・被害者等通知制度（検）	

＊１：制度、サービス等は、自治体や警察、被害者支援センター等によって名称が異なる、または実施していない場合がある。

＊２：（警）は警察、（検）は検察庁、（裁）は裁判所、（被）は被害者支援センターがそれぞれ窓口。なお、（警）の制度状況は都道府県警察によって異なる。

＊３：**太字**は犯罪被害者等も利用できる既存の制度。地域によって利用できる制度は異なる。

出典：被害者が創る条例研究会「市町村における犯罪被害者等基本条例案」2014. を一部改変

（引用文献）

1）犯罪被害者等暮らし・支援検討会（くらしえん）「平成28年度 地方公共団体における犯罪被害者支援総合対応窓口調査 報告書」p.8, p.12, 2016.（http://kurashien.net/docs/20161130_report.pdf）

（参考文献）

・警察庁「犯罪被害者団体等の紹介」（https://www.npa.go.jp/hanzaihigai/seifu/dantai_top.html）

・内閣府「性犯罪・性暴力被害者のためのワンストップ支援センター一覧」（https://www.gender.go.jp/policy/no_violence/seibouryoku/consult.html）

・厚生労働省「医療機能情報提供制度（医療情報ネット）について」（https://www.mhlw.go.jp/stf/seisakunitsuite/bunya/kenkou_iryou/iryou/teikyouseido/index.html）

・警察庁長官官房給与厚生課長「犯罪被害者等のカウンセリング費用の公費負担による被害者支援について」（平成28年4月1日）

被害と損害賠償の現状

●犯罪被害者等が事件直後に突きつけられる現実

凶悪犯、粗暴犯による犯罪被害者等（以下、被害者等）は、加害行為によって入院・手術を余儀なくされることもあります。その治療費等は、基本的には第三者による加害行為を原因とするため、被害者等の健康保険を使うことを拒まれることがあります[10]。そのため加害者が治療費等の負担をしない場合、医療機関は被害者等に10割の治療費を請求します。まず、被害者等はこのことに驚かされます。そして、休業を余儀なくされ、後遺障害のために収入が減少することもあります。遺族の場合、一家の大黒柱が亡くなったときの経済的影響は大きく、さらに葬儀費用等も必要になります。

●損害賠償の現状

被害者等が被った損害の賠償責任を負うのは加害者です。そこで、被害者等は、加害者に対し損害賠償を求めます。方法としては、①交渉・示談、②刑事公判後の損害賠償命令制度、③通常の民事裁判が考えられます。

しかし、上記のとおり治療費は高額であり、休業損害、後遺障害による逸失利益、慰謝料など合計した賠償金額は高額です。死亡した場合は、死亡慰謝料だけでも2500～3000万円となります。高額な賠償金を支払う能力のない加害者がほとんどであり、さらに凶悪犯、粗暴犯は刑事裁判によって有罪となり、刑務所へ収容されることが多いです。そのため、被害者等が、加害者から賠償金を受け取ることはまれで、判決や和解などによって債務名義を得ても、ほとんどの場合、加害者に差し押さえる資産もないことから強制執行もできません。2018年に日本弁護士連合会が損害賠償請求に係る債務名義の実効性に関するアンケートをとった結果、被害者が死亡した事案において、賠償金全額を回収できたのはわずか約4％であり、全く賠償金を受け取ることができなかった遺族は約74％にのぼります。

●犯罪被害者等給付金の問題点

要件に該当すれば犯罪被害者等給付金を受け取ることもできます。しかし、犯罪被害者等給付金は、被害者等の損害を填補する補償制度ではなく、補充的性質（いわゆる「見舞金」的性質）のため支給額は低額であり、2021年度の遺族給付金の1件当たりの平均額は664万円でした[11]。これでは、被害者等の生活を支えるにはあまりに脆弱な制度といわざるを得ません。

●犯罪被害者等に必要な制度

被害者等の経済的損失について、充実した補償を速やかに実行することが必要です。そのために、国には、支給額の増額や、国が被害者等に賠償金を立替払いして加害者に求償する制度等を創設することが求められます。

奥村昌裕

※10　第三者行為による傷病届の手続きをすることで、健康保険を使用することもできます。
※11　「社説：犯罪被害者 事件後の生活を支える制度に」2022年6月1日読売新聞より引用。

性暴力被害者支援の現場から

●性暴力救援センターとは

2016年1月、性暴力救援センター日赤なごやなごみ（以下、なごみ）は、日本赤十字社愛知医療センター名古屋第二病院内に開設されました。病院拠点型ワンストップセンターにて、可能な限り1か所（関係機関につなぐことを含む）で、身体支援・法的支援・心理支援・生活支援を行います。開設以降、2021年度末までに、年齢や性別を問わず、1875名の被害者やご家族などに対して、電話や面談、また診察、その他同行支援などを実施しながら支援活動を行ってきました。

なごみの強みは、医療機関内にあることから、支援員（アドボケーター）、性暴力被害者支援看護師（SANE）、医療ソーシャルワーカー（MSW）が、産婦人科・泌尿器科・救急科・精神科・小児科の医師等とともに、24時間365日切れ目なく、相談対応が可能なところです。まずは、身体的な支援として避妊薬の投与や検体採取など、緊急医療処置を受けることができます。そして、精神看護専門看護師や公認心理師が、心理教育やトラウマケアなどの心理支援を行います。法律上の課題は多々ありますが、性暴力は人権を侵害する許されない行為であり、警察と連携した対応や、弁護士の協力のもとで法的支援を行います。また、性暴力の背景に、児童虐待やDVの問題もありますので、児童相談所や婦人相談所など行政機関や民間の支援団体と連携して、生活の場の確保や経済的支援を行います。そして、学校や他の医療機関などと協働しながら、被害者や家族などの困っていることに対して必要な支援を行います。

●性暴力救援センターでのMSWの役割

これらの支援のなかで、MSWは、特に多機関・多職種とつながるところにかかわり、心理面を配慮しながら、法的・生活支援を中心に対応しています。多機関への紹介は、機関を紹介するだけではうまくいかないことも多々あります。本人の状況を伺いながら、本人に合う適切な支援を提供する必要があります。支援員やSANEから相談内容を引き継ぎ、協働しながら必要な支援を一緒に考えます。多機関に相談する場合は、そのメリットと併せて本人に丁寧に説明します。本人が嫌だと思うことがあれば、その理由を伺います。そして、多機関に連絡をとり、支援内容の確認と面談日時の調整を図ります。多機関の担当者には、可能な限り、なごみまで来てもらい、難しい場合は、不安の軽減のために同行します。そして面談には、できる限り同席をします。例えば、弁護士へ被害を相談すると

きに説明をするのは本人ですが、時に代弁したり、わかりにくいことは咀嚼して伝えたり、何ができるかを本人が決めていけるように一緒に考えます。多機関とともに支援することは、何度も何度も被害の話をすることにもなるので、再体験にならないように配慮しながら支援します。

●子どもの性暴力被害

　最近は、子どもの被害の割合が増えています。大きく、①見知らぬ人からの被害、②同級生や先輩からの被害、③ SNS でつながった関係性からの被害（背景に本人の居場所とならない家庭状況あり）、④教員やコーチといった指導者からの被害、⑤身近な親族からの被害に分けられ、なかには画像や動画を撮られる被害も併存します。①の場合は、傷つくけれど、家族の理解や協力もあり、警察への相談は比較的できます。②の場合は、親子での性的な話ができていなかったり、思春期で関係性が難しくなっていたり、妊娠がからんできたり、親自身がショックに感じてしまったり、かなり対応が困難になることもあります。家族から、「人に話しちゃだめ」と言われ、二次被害（周りの人等からの言動でさらに傷つくこと）を受け、回復が遅れることもあります。③の場合は、より深刻です。例えば、10 代前半の子どもが 30 代の男性と真剣交際ということで、家出を繰り返し、被害届を出すことなく、むしろ加害者についていってしまうこともあります。家庭に居場所がない理由はさまざまあり、児童相談所や学校との協働は不可欠です。④の場合は、信頼を育むなかで、権威ある立場を利用する行為であり、許されません。性善説ではなく、加害者を生まない予防対策も重要です。⑤の場合、例えば、兄から妹への被害となると、両親は、どうしてよいかわからず、どちらの子どもも守りたいことから、何もしなければ、被害を受けた子どもは、精神的に崩れていきます。父親からの被害では、幼い頃から、何が起こっているかわからずに、わかったときには家族の生活の崩壊を考えて何も言えず、解離してその場をしのぐなかで、複雑性 PTSD となることもあり、児童精神科の医師との連携も欠かせません。その後は、非加害親（母親）の対応で状況が大きく違います。時に、親が正しいとされ、子ども側に問題がある（例：嘘をつく）と指摘されていることもありました。また、子ども自身が力をつけた段階で、ようやく自分の居場所がわからないように支援措置をかけて、加害者のもとをそっと離れることもありました。どれだけしんどい思いをしていたことでしょうか。子どもは親を選べません。

●性暴力被害者への支援

　これらのことから、被害を受けたとき、できるだけ早い段階での適切な支援が受けられることと同様に性暴力が起こらないための予防教育が大切なことがよく

わかります。なごみでは性と生の教育は、助産師 SANE が中心に行います。親世代も十分な性教育を受けていないため、親に対しては親の苦悩に共感し、別人格である子どもを支えることの大切さを伝えながら、本人同様に支援することも重要と考えています。

　性暴力被害者は、孤立しやすくもあります。被害者自身が、ついて行ったことや嫌だと断れなかった自分を、責めてしまうことも多いです。そのため、「同意をしていないのだから、加害者が悪い。自分を責めないで。あなたは悪くない」と強く伝えます。心のけがだけでは終わりません。女性であれば妊娠、性感染症など身体の心配もあります。仮に加害者が逮捕されても、起訴されずに終わってしまうことや、裁判になっても結果が出るまでにはかなりの時間がかかることもあります。

　そのような状況にいる被害者を支えるには、多機関にいるソーシャルワーク機能を果たす人とつながって支援することが欠かせません。制度としてあるものだけでは決して十分ではないので、社会資源の開発の視点も重要です。

●支援者が心がけること

　支援に欠かせないことは、①本人の言葉を信じ、本人の思いをよく聴くこと、②できることを一緒に考えながら進めること、③できないことをただ多機関にふるのではなく、つながって実施していくことだと思います。これらを意識することで、本人には、一人ではないと感じてもらえることもあります。支援者間の齟齬や対立は、被害者が困惑するので、できる限り信頼感をもってつながって支援することが大切です。地域の多機関・多職種が、専門性を活かし合えば、本人にとってより安心できる状況につなげられると思います。

性暴力救援センター日赤なごやなごみ
医療ソーシャルワーカー（社会福祉士・精神保健福祉士・公認心理師）　坂本理恵

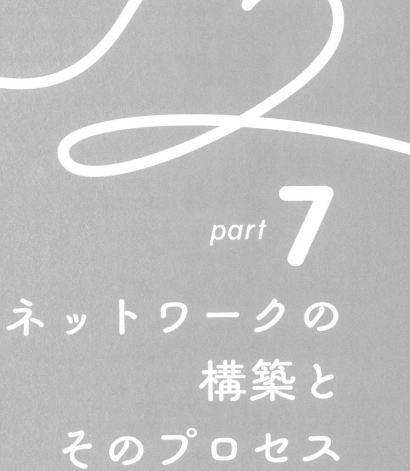

part **7**

ネットワークの
構築と
そのプロセス

1 連携・ネットワークとは

❶ 被害を防ぐことの難しさ

近年、甚大な自然災害が増え防災や減災に向けて人々の備えへの意識も向上していますが、防げない被災状況があります。同様に、犯罪にあうことを防ぐことは困難です。自分が犯罪被害にあうとは思わないことが一般的です。しかし、犯罪被害に遭遇すると、衝撃と同時に生活は一変します。直面するさまざまな生活困難は多岐かつ長期におよぶ場合があり、その影響もさまざまです。

「生活」とは人が生きていくためのあらゆる活動をいいます。被害遭遇直後の恐怖や混乱状況にあっても、ご飯を食べることや暖をとれること、安心して眠れることなど、基本的な生活を維持していくための環境は欠かせません。しかし、被害そのものや影響により生活基盤に支障が生じてしまい基本的な生活行動がとれなくなることがとても多いのが現状です。

❷ ネットワーク構築の必要性

私たちの生活は、年齢や性別、世帯構成、仕事等の状況によって異なる個別多様なものです。犯罪種別や被害状況により、生活上の困難に対する支援（サポート）も身近な人によるものから専門家や制度の活用が必要なものまでさまざま求められます。単独の制度、機関では充足できず多職種や多機関によるネットワークがないと難しい場合もあります。しかし、多機関の関与は各職種や機関の役割および機能の違いにより必ずしもよい支援につながるとは限りません。目的の共有やコミュニケーション不足に伴うチームワークの問題などは、二次被害を生じさせることもあります。「犯罪被害者等支援のための多機関連携に関する調査」報告書（2019年）によると、警察や被害者支援に携わる機関など計335件の回答のうち自由記述の分析から、「連携」について各支援担当者の解釈にバラつきがあることが判明しています。part7では、有機的なネットワークをつくるためのプロセスおよび要素などについて説明していきます。

2 ネットワークの必要性と有効性

❶ ネットワークとは

　ネットワークとは、一般的に「網状のつながり」を意味します。元来はビジネス界での用語として使用され、IT分野ではコンピューターの端末同士のつながりや情報が行き交う情報網の意味で使われます。また、交通機関のつながりやインフラを示す交通網という使われ方も身近です。ソーシャルサポートネットワークとは個人のパーソナルなつながりを指しますが、ソーシャルネットワークというときには、人や機関・団体などのつながりを指します。ふだんは一緒に活動していない異なる役割機能を有する立場の人や機関などが、サポートを協働して提供するために互いの所属や領域を超えて連携する仕組みとその方法をネットワーク（アプローチ）といいます。

　福祉分野におけるネットワークの定義はいくつかありますが、「人々、もしくは組織間の自主的、主体的な対等で緩やかな可変的つながり」におおむね集約されるかと思います。そのつながりは目標や価値の共有と連携関係の展開によってつくられると理解できます。厳密には、自主的、主体的なつながりとの観点から公的機関等は定義からやや外れると考えられます。しかし、多分野・多機関の人材が目的実現に向け、つながり活動するためには、優れたコーディネーターやマネージャーの存在が必要です。この役割を公的機関の職員が担う立場になりやすいこともあり、生活困難課題や生きづらさを有する人への支援体制においては、「自主的、主体的」の難しさや矛盾も理解する必要があります。

❷ 多様なネットワークの必要性

　先述のように、生活困難者の抱えるニーズは医療や福祉、介護、教育、司法、居住など多様な領域にまたがることが多くあります。しかし、支援の仕組みは各領域により所管省庁が異なり法制度が細分化されています。利用者側に立てば複雑かつわかりにくくアクセスしにくい状況にあります。有機的な連携がな

いところでは支援の重複や内容の不整合などが生じ、利用者の不利益につながりかねません。さらに、公的な制度や支援のみでは、地域や時間、年代で区切られることのない多様な支援ニーズの充足が難しいことがあります。

　例えば、幼い子どもをもつ一人親である母親がパート帰りの夕刻の時間帯に交通被害にあい重体で救急搬送されたとき、親類が疎遠で頼れない状況にある場合に、幼児の世話はどこの機関が担うのでしょうか。子どもが障害を抱えている場合はどうでしょうか。平日なら？　日中なら？　夜間なら？　週末なら？　当該地域にインフォーマルサービスがあるなら？　近所のつながりが密なら？　などと状況によりサポートの有無や選択は異なります。

　支援の選択肢（メニュー）が豊かにあるか否か、各支援間のつながりの有無の状況により生死を分けることもあるでしょう。したがって、さまざまな生活困難を有する人々への支援では、ネットワークアプローチの有効性に言及され、加えて作成プロセスであるネットワーキングが重要視されています。

　「地域包括支援」という用語が高齢者の介護保険領域で登場し、近年は子育て支援なども含め全世代に、また精神障害者などを対象に重要性が指摘され体制整備が進められています。暮らしている地域（圏域）において安心して日常生活が送れるように、あらゆるサポートが包含された形で一括的に提供される体制整備を目指しています。支援の枠組みや体制整備の重要性は、被害により医療や福祉、介護、教育、司法、居住など多様な領域にまたがって生活上の困難を抱える被害者支援においても同様といえるでしょう。

COLUMN

命を守る網

　サーカスには、高所で行う芸があります。彼らには命を守る網がつけられていますが、万が一、その網が切れたときに支える網があるので命が救われるようになっています。「セーフティーネット」の語源は、このサーカスの網にあるといわれています。

　漁業では網の手入れはとても重要な仕事とされます。劣化して、穴が大きくなってしまった網の目をメンテナンスしなければ網の価値はなくなります。

　被害者等支援の領域においても、支えは1つでなく重層的に頑丈であってほしいと考えます。支援における網とは各資源（人や機関および制度・サービス）とそれらをつなぐ機能です。選べるものが多く整備されている必要がありますし、その活用やつなぎ方、つなぐ人のあり方が重要となります。そのような支援ネットワークは、被害者等に限らず支援に携わる者や機関にとっても大切な支えと考えられます。

大塚淳子

3 ネットワークの つくり方

1 共通基盤づくり

ネットワークをつくるには段階があります。まず第1段階では、地域ネットワークの基礎期として関係者（機関）の共通基盤づくりが目標となります。❶目的意識をもつ、❷限界を認識する、❸現場からつくる、❹トップへはたらきかける、❺共通のテーブルにつくことの5点が大切です。また、❷、❸、❹のタイミングや順番は臨機応変に行う必要があります。

❶ 目的意識をもつ

ネットワークにかかわる人や機関はもともと固有の目的や機能を有しているので、その範囲を超えた活動目的を有することになる場合、共有する目的を言語化して確認することが非常に重要です。スポーツで例えるなら県大会への出場と全国大会での優勝を目指すのではだいぶん練習目的が異なります。

❷ 限界を認識する

自分の職種や機関で提供できること、得意な領域と同時に、できないことをしっかり認識していることです。限界を認識することで、目的達成のためにほかの職種や機関との連携・協働が必要だという意識や行動につながります。

❸ 現場からつくる

具体的な実践や活動からの関係構築を意味しています。仕組みやフレームを先につくろうと思ってもなかなかうまく機能しないことが考えられます。一つひとつの事例や事案への支援の方策にかかわる人や機関が集まって検討・協議したり実践したりするなかで具体的につながりの糸口がみえてきます。

❹ トップへはたらきかける

　具体的に動くなかでは壁もみえてきます。時間外活動や、業務内での優先順位、会議のもち方、連携先へのはたらきかけ、活動費など、支援者の立場だけでは判断が厳しい場合や、動きづらさを伴う場合などがあります。突破するためには職場全体の理解やバックアップが求められます。職場や機関の上層部への報・連・相はもとより、プロセスに参画してもらうことが重要です。

❺ 共通のテーブルにつく

　話し合いは立場や機関を超えて同じテーブルにつき、対等な意見交換が大事です。異分野も含め多機関、多職種だからこそ視点の異なる多様なアイディアが生まれることや重層的な支援を組み立てられることがあります。

2 発展段階

　第2段階は、地域ネットワークの発展に向けて活動を伴う展開での条件づくりや工夫の段階です。重要なのは、①相互の信頼関係と連帯感を育てる、②実際の活動でよい協働体験を積み重ねる、③場を共有する、④メンバーシップとコーディネーターの役割を自覚する、⑤共有目的を実体化することの5点です。

　①および②は、協働することで、ともに活動する人の性格やその人材および機関の得意、不得意がわかり、関係構築には有効です。③の場を共有するとは、活動の推進において、常に事務局的な場（会議室等）を利用するということです。集まりやすくコミュニケーションも図りやすくなり連携に有効です。④に関して、ネットワークは強固なものではなく柔軟なものがよいといわれます。目的や目標によって、構成メンバーのなかでリーダーシップとメンバーシップが適切に交代可能な、いわばアメーバのように形を変えながら機能を果たしていけるものがよいといわれています。例えば、司法的介入を優先する段階、医療的介入を優先する段階、福祉的介入を優先する段階など、その段階によってはリーダーシップの交代が適切になります。目的達成のために必要なネットワークですが、維持することが目的化されてしまうと、柔軟性に欠け、本質を見失ってしまいかねません。この点は、第1段階においても注意しておきましょう。⑤の共有目的を実体化することは非常に重要なことで、ネットワークが推進され円滑に機能すると、成果が現れてきます。相談や社会資源の増加、あるいは制度の新設かもしれません。その成果を確認しながら新たな段階へと

高めていくことが、かかわる人のモチベーションアップにもつながりますし、なにより被害者等が安心できる環境づくりにつながります。

3 ネットワークの目標の立て方

有効なネットワークをつくるためには、目標の立て方が重要となります。以下3点を確認しておきましょう。

まず1点目は、抽象的な事柄や理念を具体的事業に置き換えることです。「安心な地域づくり」では抽象的ですが、「明るい夜道をつくる」や「誰にでもわかりやすく目につきやすい相談機関の目印をつくる」「サポーターを100人養成する」などの具体的な目標を立てることが大切です。

2点目は、地域の課題に対して、どのように解決を図るのかという方針と展望など、全体をしっかりデザインすることです。そのためには地域のアセスメントが重要です。例えば、子どもたちに対して「犯罪被害にあったら身近な交番や警察に届けよう」と教育しても、ある島には交番がない、なんていうこともあります。ミスマッチを防ぐためにも、地域の現状や課題の把握は欠かせませんが、その方法はアンケートやタウンミーティングなど各地域の実情によって異なってくると考えられます。

3点目は、個別課題を引き出し、理想目標を実現可能な目標に置き換えることが動き出すための具体的ステップとなります。理念という上位となる目的を実現するために、下位目標としての具体的方策や住民参加型の活動を設定していくことです。

例えば被害者が相談しやすいように、誰にでもわかりやすく目につきやすい相談機関の目印をつくり周知を行うとします。しかし、住民の知らないところで担当者が作成しても、あまり関心が広がらないかもしれません。住民の関心を高める方法として、住民にアンケートを行うことや、目印とするマークの案を公募して住民参加型の議論や決定の仕組みをつくることなどが考えられます。さらには、普及啓発につながる犯罪被害者等の体験を聴く講演会や先進的な他地域の事例を聴く機会を設けるなど、具体的な計画を設定するということです。

ネットワークの構築の仕方について1つ留意点があります。ネットワークは本来、開かれたものとして発展していくという性格がありますが、犯罪被害者等支援に関しては大きな課題が存在します。要配慮個人情報の位置づけにある被害者等の情報の取り扱いに関する難しさです。情報を共有しないことで守

られる権利や尊厳と、情報を共有しないことで守れない命の問題など、取り扱いに関して非常に難しさがあります。先行する児童虐待の支援ネットワークなどに学びながら、議論や仕組みの検討が求められます。

　ネットワークは自然発生的には生まれにくく、仕掛け（仕掛け人）が求められるものです。具体的な自治体の事例を紹介しましょう。横浜市では市内のネットワークづくりを進める事業を行ってきました。また、東京都では各市区町村の犯罪被害者等支援総合対応窓口で不足する支援や連携のバックアップとして後方支援を行うコーディネーターを配置し、組織部門間の連携や協働の橋渡しを行いはじめています。

part74 広報・啓発、研修の開催

1 広報・啓発の重要性

　先述しましたが、自身がその立場にならないと被害者等のおかれた状況を想像したり理解したりすることは大変難しく、他人ごとになりがちです。悲惨な事件も直後のみ衝撃的に報道されることや毎年の同じ時期に思い出されたように報道されることが多く、いつの間にか遠い記憶になりやすいものです。また、被害者等を護る観点からも、一般的に被害者等の生活ぶりは知らされないこととなります。しかし、どのような生きづらさを抱えているかを理解できないと、支援や資源開拓、制度の充実は図れません。同じような苦しみを減らしたいというような思いから状況を語ってくださる被害者等の体験に耳を傾ける機会がなによりも、その苦悩を知ることにつながります。そのような広報・啓発の機会をつくることは支援の土台づくりになります。

2 研修の重要性

　被害者等の抱える生活困難が多岐にわたるということは、相談や対応を受け付ける窓口も多岐にわたります。例えば生活困窮に陥れば経済的支援の窓口、転居が必要なら居住支援関連窓口、転校や休学が必要なら教育機関等、介護者が必要なら、医療が必要なら、休職が必要なら、死亡届が出たら、と窓口は必ずしも被害者等支援に専門的な窓口とは限りません。心身に衝撃や喪失感を抱え苦悩している身で、各窓口に行き状況を説明するだけでもしんどいことです。まして心ない言葉が返ってきたら立ち上がれません。相談内容の背景や要因を聴きながら、何かの被害に遭遇した可能性を想像し、話に共感でき、ワンストップで対応できる体制があることが被害者等には望ましいことです。そのためには、そうしたアンテナを張るための知識を得る研修が求められます。

5 ネットワークづくり
──実践例（横浜市の取り組み：横浜市における犯罪被害者等の連携支援体制整備事業）

1 事業開始前の状況と課題

　横浜市では、犯罪被害者等基本法および第2次犯罪被害者等基本計画に基づき、総合的対応窓口として2012年6月に横浜市犯罪被害者相談室（以下、市相談室）を設置しました。犯罪被害者等の相談支援を行うほか、犯罪被害者等の現状に関する啓発事業や横浜市職員を対象とする研修等を実施してきました。

　犯罪被害者等は事件による直接的な被害だけではなく、生活上の困りごとを抱える可能性があります。しかし、市相談室開設から3年間は、区役所をはじめ、他の支援機関・団体等からの支援要請や引き継ぎ・紹介がなされることは、それほど多くはない状況でした。

　これには、次のような課題があると考えました。1つ目は、犯罪被害者等が生活上の困りごとを抱えた際に、支援機関・団体や自治体に相談できることを十分に周知できていないこと、2つ目は、生活上の困りごとに対する地域の社会資源の情報収集や支援コーディネートなどの役割分担について、早期に支援に介入する警察や民間被害者支援センター等と検討する機会が少ないこと、3つ目は、市民が利用する市相談室以外の窓口（区役所等）が、多様な犯罪被害者等のニーズを認識する専門的な視点を十分にもてていないことです。

2 改善に向けた取り組み

　そこで横浜市では、2015年7月から12月にかけて、犯罪被害者等が必要な支援を途切れることなく受けられるようになるための連携を「見える化」することを目的に、内閣府との共催による「犯罪被害者等支援体制の整備促進事業」（以下、連携支援体制整備事業）を実施しました。

連携支援体制整備事業には、神奈川県、神奈川県警察やNPO法人神奈川被害者支援センターをはじめとする犯罪被害者等支援の主たる機関と市内3つの区役所（福祉保健センター）に参加してもらい、関係機関合同会議（研修会）や仮想事例を用いた事例検討会を実施しました。

会議や事例検討会では、参加者が互いの役割について理解を深め、犯罪被害者等の生活上の困りごとと支援の必要性について把握できるような視点を念頭に議論を進めました。

また、犯罪被害者等が抱える多様な困りごと、支援にかかわる各機関の特性と限界、支援に携わるタイミングや使える制度・サービスなどについて、エコマップを作成することで連携の必要性を「見える化」できるよう工夫しました。

3 成果

連携支援体制整備事業で築いた各機関の担当者同士の顔の見える関係性が、実際の支援で活かされる場面が少しずつ出てきました。具体的には、所属機関を超えて支援に関する情報提供をしたり、支援者同士で相談したりなど、相互のやりとりが増えてきました（図表7—1）。

図表7—1　支援における区局および関係機関との連携の推移

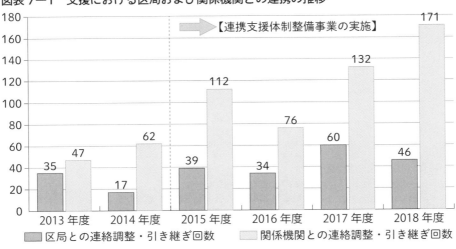

4 連携支援体制整備事業の継続と発展

2015年度の取り組みにおける参加者のアンケート結果などから連携支援体制整備事業の継続を望む声が多数あり、さらに2年間、警察庁（内閣府から

の移管）との共催による連携支援体制整備事業を継続しました。2016年度には犯罪被害者等の多様なニーズを把握するためのツールの作成、2017年度にはツールを用いた仮想事例での支援のロールプレイや事例検討などによる連携支援の検討を行いました。

2018年度からは、横浜市の単独事業として「横浜市における犯罪被害者等の連携支援体制整備事業」と名称を変更して継続し、ツールの簡易版の作成、市内関係機関職員を対象とする「支援専門研修会（全3回）」の企画、開催を通じて、多機関連携支援の強化に努めました。

これまでの取り組みを通じて、支援のネットワーク構築に向けては、各機関の担当者の知識・技術の向上という個人レベルのものと、各機関の役割と連携の必要性の理解によるネットワーク形成という機関レベルのものと、両方が欠かせないことがわかりました。

各機関の職員や構成員は年々変わっていきますので、地域における犯罪被害者等の途切れない支援の実現には、こうした取り組みを継続していくことが大切といえます。

COLUMN

連携の構成要素を確認しよう

➢ 目的および目標の一致
➢ 複数の主体（支援者や機関）と役割
➢ 各役割と責任の相互確認
➢ 情報の共有
➢ 連続的な協力関係過程

連携の発展段階
あなたは今、どの段階？

Ⅰ　部署内にとどまっている
Ⅱ　外の関係者との接触を始める（随時の情報交換）
Ⅲ　定期的情報交換や業務提携等を行う
Ⅳ　調整がなされ役割分担も明確となる
Ⅴ　ネットワークが構築され、恒常的に協働が図られる

調査[1]の自由記述部分から
・相互理解不足＝互いの団体のことを知らない
・認識の温度差＝ケースに対する重要性、緊急性が共有できていない
・個人情報の扱い＝他組織への情報提供・情報共有するためのハードル

の上記3点が連携するうえでの難しさとして抽出されましたが、これは連携していくことで解消していかないといけない課題でもあります。

大塚淳子

※1　文部科学省日本学術振興会科学研究費助成事業『「犯罪被害者等支援のための多機関連携に関する調査」報告書』2019. のことを指しています。

part 7

6 ネットワークづくり
——実践例（東京都の取り組み：東京都における総合的な支援体制の整備）

1 東京都の取り組み

　東京都では、2008年1月の「東京都犯罪被害者等支援推進計画」の策定以降、犯罪被害者等を社会全体で支える支援の実現に向けて、「犯罪被害者等のための東京都総合相談窓口」や「東京都性犯罪・性暴力被害者ワンストップ支援センター」の開設など、さまざまな取り組みを進めてきました。2020年4月には、東京都の被害者支援の姿勢を明確にし、被害者や家族の方々に対する支援を社会全体でよりいっそう進めていくため、「東京都犯罪被害者等支援条例」を施行しました。また、条例制定を契機に見舞金、転居費用助成をはじめとした経

図表7—2　東京都における総合的な支援体制（イメージ図）

2022年11月現在

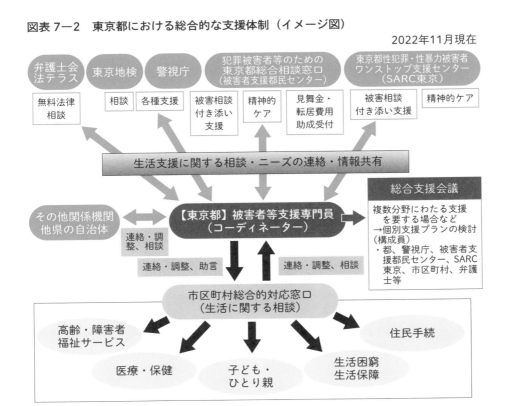

済的支援制度など、被害者のニーズが高い支援策を開始しました。

　2021年2月に策定した「第4期東京都犯罪被害者等支援計画」では、目指すビジョンとして「関係機関の連携強化による支援の充実」を掲げ、被害直後から中長期にわたって犯罪被害者等のニーズを踏まえながら、適切な支援を途切れることなく提供するため、総合的な支援体制を都が主体となって整備することとしています。そのための新たな施策として、社会福祉制度等の専門的知識を有する「被害者等支援専門員（コーディネーター）」の東京都への配置や被害者等が携帯し、必要な情報を記入できる「Tokyo被害者支援ノート」の作成などを展開しています。

図表7−3　東京都における総合的な支援体制のねらい

① 　コーディネーターを要としてどこを起点としても、必要な支援を適切に受けられる体制を整備する。
② 　東京都、警視庁、被害者支援都民センターを中心として、関係機関が参加する「総合支援会議」を2022年3月に設置し、被害直後から中長期にわたる支援計画作成と役割分担を行う。
③ 　経済面、居住面、就業面等生活に関する支援を必要とする犯罪被害者等については、コーディネーターが市区町村の総合的対応窓口とともに支援策を検討し、連携して必要な支援を行う。コーディネーターによる連絡・調整により、転居等に伴う市区町村をまたぐ支援や他県で被害を受けた際の支援も可能となる。
④ 　コーディネーターは、市区町村や関係機関との連携を通じて蓄積した被害者等支援にかかわるノウハウを、窓口訪問や実践的な研修等の機会を通じて市区町村に還元し、市区町村の総合的対応窓口の体制整備をサポートする。

2 新たな連携体制における事例

　コーディネーターと市区町村の総合的対応窓口がともに支援策を検討して対応する事例が増えてきています。

図表7−4　事例における支援イメージ

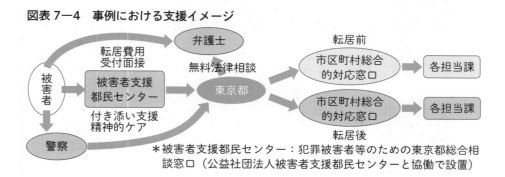

＊被害者支援都民センター：犯罪被害者等のための東京都総合相談窓口（公益社団法人被害者支援都民センターと協働で設置）

以下は事例になりますが、個人情報保護の観点から実際の事例を統合するなど加工しています。

警察から情報提供を受けた被害者の保護者から、「犯罪被害者等のための東京都総合相談窓口（被害者支援都民センター）」に転居費用助成制度の利用の申し出がありました。子どもの被害であったため、転居や転校に伴う諸手続き、子どもの精神的ケア、今後始まる刑事裁判等複数の困りごとがありました。そのうち、刑事裁判の付き添い支援や精神的ケアは被害者支援都民センターが担うことになりましたが、経済面や生活面の困りごとについては、コーディネーターが被害者等と面接し、ニーズを把握しました。そのうえで、被害者等の同意のもと、転居前後の市区町村の総合的対応窓口に連絡し、協力して支援プランを作成することで、被害者等に負担をかけることなく、市区町村の各担当課が提供する生活支援や制度につなげることができました。

コーディネーターが関係機関相互の架け橋役となることで、各関係機関においても、支援の必要性の理解が深まり、共通理解のもとで支援がスムーズに展開しています。また、市区町村の総合的対応窓口からコーディネーターに連絡が入り関係機関に支援が広がるケースも出てきています。

また、他県の犯罪被害等施策主管課から、都外で被害を受けた都民の支援相談が入り、東京都の経済的支援制度や市区町村の支援につなげる等、被害者等の状況とニーズに合わせた支援を展開しています。

今後も、個々の支援を積み重ねながら、犯罪被害者等が安心して暮らすことができる支援の提供、犯罪被害者等を支える社会の形成を目指していきます。

「東京都犯罪被害者等支援条例」「第4期東京都犯罪被害者等支援計画」「Tokyo 被害者支援ノート」は東京都のホームページからダウンロードできます。

ネットワークの構築と
そのプロセス

要保護児童対策地域協議会の実践（児童虐待分野）

●要保護児童対策地域協議会のはじまり

　厚生労働省は、市区町村において、関係機関・関係団体および児童の福祉に関連する職務に従事する者などが、児童虐待を防止するために必要な情報の交換を行うとともに、児童およびその保護者などを支援していくために、児童虐待防止市町村ネットワーク事業を2000年から開始しました。その後、2004年の児童福祉法改正により、要保護児童等への適切な支援を図ることを目的に、地方公共団体が設置・運営する組織として児童福祉法第25条の2に要保護児童対策地域協議会（以下、要対協）が規定されました。「要保護児童」「要支援児童」「特定妊婦」を対象とし、子どもが抱えている問題に最も適切に対応できる機関や組織を活用するために、関係する機関や組織との連携・協力に努めることとなっています。

●要対協の役割と課題

　虐待は、養育者の子育ての悩みをはじめ、養育者自身の成育歴や孤立、経済的困窮など生活をしていくうえでの多くの問題が複雑にからみ合って起きていることが少なくありません。そのような問題を一機関だけで対応して解決にあたるのは困難であり、複数の関係機関が情報や認識を常に共有し合い、チームとなって連携・対応していくことが重要となります。

　要対協が効果的に機能するために、要保護児童対策調整機関（以下、調整機関）をおくこととされています。調整機関は、これらの関係機関がもつ機能の権限や限界、要対協の各会議の意義や役割などについてのさまざまな知識や経験が必要となります。しかし、現状では調整機関の役割もケース対応を行う実務も同じ部署が担当している自治体がほとんどで、役割を十分に果たせないという担当者の悩みがあります。また、異動サイクルが短く組織内での専門性の蓄積が困難という問題については、いろいろな研究でも明らかになっています。

●子どもの課題を多角的にとらえる

　厚生労働省による死亡事例検証報告書のなかでも、家族全体をとらえたリスクアセスメントが不足していたことや、各家族で起きている事象の変化について十分に把握できていないことがしばしばあげられています。それらの問題を解決していくには、子どもや養育者の行動の背景には「何かあるかもしれない」と、いったん立ち止まって考えることが必要です。そして、要対協という法に定められた枠組みのなかでも、まずは一機関だけで立ち止まってみること、そして、他の関係機関とともに立ち止まってみることで、支援を必要としている人の問題を多角的にみて感じて考えることができます。支援を必要とする人に対する理解の輪が周囲に広がることが、虐待予防につながるのではないでしょうか。

浅井鈴子

犯罪被害者等のケア会議 ——大阪府調整会議

　2019年4月に施行された大阪府犯罪被害者等支援条例第19条に「被害者支援調整会議」が規定されています。会議の対象は大阪府民が被害者、遺族となった殺人、傷害、性犯罪、重篤な交通事故等であり、会議には大阪府、大阪府警察、被害者等が在住する市町村の犯罪被害者等支援担当者（総合的対応窓口）、犯罪被害者等早期援助団体である大阪被害者支援アドボカシーセンター（以下、当センター）、また適宜さまざまな関係機関が参加します。これまでの実績では弁護士、ソーシャルワーカー、子ども家庭センター、教育委員会等にも参加していただきました。当センターは会議における「計画作成責任者」業務を大阪府より受託し、犯罪被害者等への会議の主旨説明、会議利用申込手続き、アセスメントおよび支援計画案の作成、会議運営、犯罪被害者等との連絡調整などを担っています。要は会議のコーディネーター役です。

　犯罪被害という非常に重要で厳密に守られるべき個人情報を複数の機関で共有することに、犯罪被害者等が不安感をもたれるのではないか、会議利用の希望はあるのだろうかと、実は会議運用前は当センター自身が少し懐疑的でした。しかし、会議対象の事件の犯罪被害者等に説明するとほとんどの人が会議利用を希望されたのです。結果、運用開始より29事例が会議対象になりました。

　市町村、特にまだ犯罪被害者等支援のための特化条例を制定していない市町村の担当者に会議開催を案内すると、ほとんどの人が「うちには何もできることがない」と戸惑われている様子が伝わってきます。しかし、会議に先んじて当センターから支援計画案を送ると、どの担当者も自市町村民である犯罪被害者等のために何か利用できる制度や施策はないかと、一生懸命検討されていろいろなアイデアをもってこられるのです。最も身近な行政機関である市町村の施策や市民サービスのきめ細かさ、幅の広さに驚かされることもありました。

　その結果、いずれの事例でも

> ① 早期支援がワンストップ体制でできた
> ② 参加した関係機関がそれぞれの支援メニューをもち寄ることで支援の幅が広がった
> ③ 各関係機関がそれぞれもっているネットワークを有効に活用することができた

というような成果があがっています。

　昔から「三人寄れば文殊の知恵」ということわざがありますが、調整会議はまさしくそのとおりです。従来より「被害者支援は一機関で完結しない。連携が重

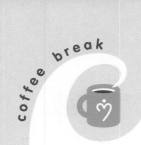

要」といわれてきましたが、調整会議はそれを具体的に可能にしました。会議を利用されたある被害者が「こんなにも多くの人が自分のことを考えてくれている。社会が支えてくれていると実感できた」とおっしゃいました。これこそが調整会議の神髄だと思います。私たちもこの言葉を励みに被害者支援を続けていきます。

大阪被害者支援アドボカシーセンター事務局長　木村弘子

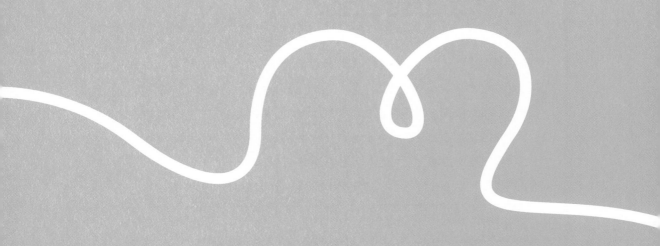

part **8**

事例から
被害者支援の
ポイントを学ぶ

1 支援の役割

1 モデル事例から

　支援者は被害者のニーズに沿って、その時々で必要と考えられる一連の支援を提供していくことが求められています。一連の支援とは、支援を始める前から切片化できるものではありませんが、支援を行った後には、どういう目的でどういった役割を担おうとしていたのか、振り返ると、支援で意識していたことを言語化することができます。ソーシャルワークのなかでは、これらのさまざまな役割を機能として論じることがあります。

　例えば、以下の例をもとに支援の役割と機能について考えてみましょう。

> **例**【事件の概要】
> - Aさんの夫（30代、男性）は、職場の同僚から刃物で刺されて亡くなった。
> - 加害者はすぐに逮捕された。
> - Aさんは、事件から1週間後、警察からの情報提供により、地方公共団体の相談窓口につながった。
>
> 【事件直後のAさんの状況】
> - 精神症状の悪化（判断力、理解力、決定力の低下）、悲嘆反応、不眠（朝起きられない）。
> - 働けなくなった、経済的困窮（生活費、自宅の家賃を支払えない）。
> - 2歳の息子の世話を十分にできない。
> - 引っ越しして間もない社宅から退去しなければならない不安。
> - 子育ての不安。
> - 刑事手続きの不安。

　被害者から一通りの事情を聞き（インテーク）、状況の把握（アセスメント）をすることになるでしょう。支援内容として、①地方公共団体の家事支援のサービス、あるいは社会福祉協議会のもつファミリーサポート事業（福祉サービス機関）の利用の促し、②精神科医の受診の必要性、③職場の当面の社宅継続利用の打診、④適切な刑事手続きへの関与、というような支援計画が立てら

れ、被害者も、その方向で支援を希望したとします（プランニング）。では、支援者が支援のそれぞれの場面で何を目指し、どのような役割を他機関との間で担ったらよいでしょうか。図表8—1をみて、考えてみましょう。

図表8—1　連携したい機関

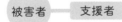

福祉サービス機関

医療機関

職場

弁護士事務所

2 支援の目指す方向性と役割

　このモデル事例であれば、多機関と連携しながら支援を行うことになります。1つの機関だけで支援を完結することは難しい事例です。「連携」という言葉自体は、日本においては1990年代に医療システムに在宅医療の流れができ、地域で在宅医療を展開するために多機関が手をとり合って連絡調整をする必要が出てきたときから盛んに使われるようになってきた用語の1つです。ただ、「連携」といったときに、その「連携」する際の機関の役割や位置づけを双方が理解しておかないと、支援がうまく回っていかないこともあります。それぞれの機関の役割と被害者のコーディネートをする際の支援者の位置づけは、図表8—2のとおりとなります。

図表8—2　支援者の位置づけ

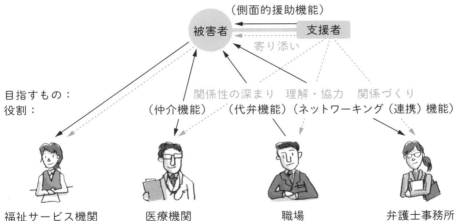

事例から被害者支援のポイントを学ぶ

❶ 福祉サービス機関とのコーディネート

　子どもの世話を一定期間引き受けてくれる機関として、福祉サービスの一環である、ファミリーサポート事業や一時保育の利用があることを伝えます。地方公共団体によって、ホームヘルプサービスが使えることもあります。しかし、実際にそれらのサービスを利用したいか、どのようなサービス形態なら利用したいかは、その条件や利便性、被害者の意向などによって変わってきます。支援者ができることの１つは、情報を提供して、それらの福祉サービスの門戸を被害者自らがたたくことを寄り添い支えること（側面的援助機能）です。

❷ 医療機関とのコーディネート

　被害者が精神科医療機関等の受診を希望する場合は、被害者が受診を希望する地域から、いくつかの精神科・心療内科の選択肢をあげ、それらの機関の特色を説明したうえで、被害者に選んでもらうことになります（相談機関によっては、選択肢の固有名をあげることができない決まりがあるところもありますが、できる限り具体化できることが望ましいです）。被害者自身で受診するか、あるいは同行支援により受診をするか被害者の意向を確かめ、場合によっては同行支援をします。

　ここで重要なことは、被害者が精神科医やカウンセラーに心を開いて安心して治療を受けることができることです。そのため、支援者としては、被害者がわからないことや不安なことが出てきたときに、支援者だけで対処せずに、「専門の○○先生に聞いてみましょう。一人で尋ねることはできますか？　一緒に同席して尋ねますか？」と専門の先生をともに頼りにして、つないでいくことです（仲介機能）。つまり、被害者がそれらの医療関係者と「関係性の深まり」をもてるような役割を果たしていくことが求められています。決して、支援者が被害者の心理的側面を一番わかったつもりにならないよう意識しましょう。

❸ 職場とのコーディネート

　引っ越しして間もない住居から退去しなければならない不安は、生活を脅かすものです。いずれ引っ越しするにせよ、当面は、夫が亡くなった後も社宅で生活したいというニーズが被害者側にあるかもしれません。本人から職場に連絡できない場合は、代わって状況の説明をすること（代弁機能）が必要です。職場では、犯罪被害者等についてわからないことが多く、常に理解と協力を求めていく必要があります。

❹ 弁護士事務所とのコーディネート

犯罪に巻き込まれると、ある一定期間、裁判や加害者対応、マスコミ対応等に振り回されることになります。適切な刑事手続きへの関与やマスコミ対応等を専門職として引き受けてくれる弁護士の情報を提供し、その弁護士と被害者がともに司法に立ち向かっていけるように関係づくりを促していくことが欠かせません。例えば、法テラスから紹介を受けた犯罪被害者等支援に詳しい弁護士等と支援者がよく連携できる体制を築くことができれば、被害者を中心とした多面的なネットワークのなかで被害者を支えることができます（ネットワーキング（連携）機能）。

このように、支援者が他機関へどのような意識をもちながら被害者をコーディネートするかによって、その後の他機関と被害者の関係が決まってきます。いつまでたっても、被害者が他機関の支援者には心を開けない、つながらないということがあれば、自機関が、役割以上のことを担っていたり、つなぐまでの支援が十分ではないこともあるかもしれません。今一度支援者自らのコーディネートの方法を振り返ってみる必要があります。

もちろん、支援者がケースに丁寧にかかわることは大切なことですが、抱え込んでしまってバーンアウトしないためにも、コーディネートの目的を意識して、多機関と連携をとって支援にあたることが大切です。「私しかAさんのことはわかっていない」と思ってしまうときは、多機関との連携がうまくいっていないことを示しています。そのような発想に陥らないように、チームで連携してかかわっている意識をもつことが大切です。

アセスメントが異なれば、プランニングも異なり、ほかの社会資源を使う方法も考えられます。ぜひ、いろいろなコーディネートを検討してみてください。

3 支援の際のさまざまな機能

モデル事例でみてきたように、多機関と連携して支援を展開する際に、被害者やその家族、地域にはたらきかける方法はさまざまです。ソーシャルワークの考え方では、これらのはたらきかける方法を分類しています。

機能による分類を知っておくことは、支援を進めていく際に、全体的な支援を俯瞰するのに有効です。どのような役割や機能を自分が担っているかについて支援を振り返るときなどに目を通してみてください。また、ほかの関係者と役割分担をする際の目安にもなります。

❶ 被害者の問題解決能力や環境への対処能力を強化するための機能

機能	方法	具体例
①側面的援助機能 (enabling)	問題解決に向けて被害者による主体的な取り組みを促進する機能(カウンセリング機能を含む)。	そばに寄り添う。
②代弁機能 (advocacy)	被害者が希望や要求などを主張できずに、その権利が侵害されている場合に、被害者やその家族を弁護し、彼らの訴えを代弁する機能。	被害者の想いを伝える。
③直接処遇機能 (residential work)	直接的な援助業務に携わりながら、被害者の生活全体を支援する機能。生活場面面接の手法がとられる。	家事などを手伝う、施設で生活支援を行う。
④教育機能 (education/instruction)	被害者に必要な情報をわかりやすく提供したり、自立能力や人間関係の形成能力などの環境への対処能力を学習する場や機会を提供することで、被害者の生活の安定や社会的機能の発揮を促していく機能。	被害後の心理状態について伝える（心理教育を含む）。
⑤保護機能 (protection)	社会生活上の深刻な問題を抱え、生命の危機的状況にある被害者に対して、速やかにその生命や生活の安全を確保し保障する機能。	シェルターを提供する。

❷ 被害者に必要な社会資源との関係構築・調整のための機能

機能	方法	具体例
⑥仲介機能 (human services broker)	被害者とそのニーズに応じた適切な社会資源との間を媒介し、結びつけるという機能。	関係機関を紹介する。
⑦調停機能 (mediation)	家族や関係者間、集団内の間に葛藤があるとき、問題解決の妨げになる場合がある。そこに合意形成を図るべく介入する調整者の機能。	被害者と加害者の間をとりもつ。
⑧ケア(ケース)マネジメント機能 (care management/case management)	多様な問題やニーズを抱えている被害者や家族に対して、各種のサービスやインフォーマルなサポート等の複数の必要な社会資源を包括的に利用することを可能にする機能。	支援計画を立てて多機関で支援する。

❸ 機関や施設の効果的な運営や相互の連携を促進するための機能

機能	方法	具体例
⑨ネットワーキング（連携）機能 (networking/linkage)	支援者が、個人や家族の安定した生活を支えるために、被害者の効果的なサポートという目標に向かって協働するネットワークの構築とその有効な運用を促す機能。	多機関とともに事例検討会を行い関係を強化する。

❹ 制度や施策の改善・発展、また社会全体の変革を促すための機能

機能	方法	具体例
⑩代弁・社会変革機能 (social change agent)	支援者は多くの被害者とのかかわりを通して、地域における新たなサービスや制度・施策の改善の必要性を把握することになる。それらの地域の社会資源の開発や制度・施策の変革を求めて、代弁し、その権利を擁護していく機能。	被害者の支援の必要性を社会に提言していく。
⑪組織化機能 (organization)	広範な地域で起こった事件や事故、災害に対して、被害者だけではなく、その地域や人々の集団をニーズに合わせてケアする対象として包括的に対応していく機能。	被害地域住民のニーズに合わせてサービス・組織編成を行っていく。

ケアマネジメントの発想を
身につけよう

　突然の事件や事故で通常の生活が送れなくなった犯罪被害者等は市民の多くが知らないのと一緒で活用できる数々の制度やサービスを知りません。事件・事故の影響で、日頃の情報収集力や人々との交渉術が低下していることも多く、必要なサービスを十二分に活用できないこともあります。そういった犯罪被害者等には、ケアマネジメントの発想が有効なことも多いです。

　ケアマネジメント（ケースマネジメントと呼称することもあります）は、そもそも、1970年代のアメリカで、精神障害者の社会的入院を少なくするための手法として開発された援助の一方法です。それまでは病院に閉じ込められていた精神障害者が、脱施設化の流れによって地域で生活することになりました。しかし、地域で暮らし始めても、生活がうまく送れず、精神科病院に戻ってしまうか、自殺、ホームレス、犯罪に走る人が出てきました。精神障害者が地域で暮らし続けるには、医療的な支援、福祉サービスの提供、生活の場の確保、所得保障などさまざまな地域サービスの調整が必要だったのです。そして、それを叶える手段がケアマネジメントでした。

　ケアマネジメントとは、「対象者の社会生活上での複数のニーズを充足させるため適切な社会資源と結びつける手続きの総体」[※1] を指します。現在、高齢者分野で2000年から介護保険がスタートし、障害者分野においても、2012年から障害者の日常生活及び社会生活を総合的に支援するための法律（障害者総合支援法）の計画相談支援として、地域の障害者に法的枠組みのなかでケアマネジメントが行われています。ケアマネジャー（相談支援専門員）と呼ばれる人たちが、利用者のニーズをアセスメントし、支援の計画を立てて、関係機関へとつないでいきます。ケアマネジャーの役割は、利用者のニーズに最も適したサービスを効果的・効率的に提供することにあり、連絡調整や、新しいサービスの開発、利用者の代弁活動、カウンセラーなどの情報提供をすることなのです。

　犯罪被害者等支援においては、残念ながら高齢者や障害者のようにケアマネジメントを行う公的な枠組み自体がありません。しかし、公的なケアマネジメントが始まる前から、福祉分野ではケア（ケース）マネジメントの手法を複数のニーズをもった人等の支援としてソーシャルワークの発想を用いて支援を行ってきたのです。公的な枠組みがないからこそ、書類を埋めることが先行しがちな規定のケアマネジメントではなく、当事者のニーズとペースに合わせたケアマネジメントが可能ともいえます。ケアマネジメントのノウハウは、part4が参考になるでしょう。広義のケアマネジメントのプロセスについて書かれたものともいえます。ぜひ、再度熟読して、この発想を実践に活かせるようにしましょう。

大岡由佳

※1　白澤政和『ケースマネージメントの理論と実際——生活を支える援助システム』中央法規出版, p.11, 1992. より引用。

2 支援の実際

　ここでは、支援者が犯罪被害者等にかかわった実際の例を紹介します。さまざまな事例から、かかわる際の要点をつかんでいただければと思います。

　なお、プライバシーの保護の観点から詳細を一部変更しています。

参考：ジェノグラム（家系図）

　次ページからのそれぞれの事例の右上に入れているのはジェノグラムというものです。ジェノグラムを作成すると、家族関係が一目瞭然となり、問題を整理したり、家族の誰にはたらきかけたらよいか等の支援策を検討するのに役立ちます。

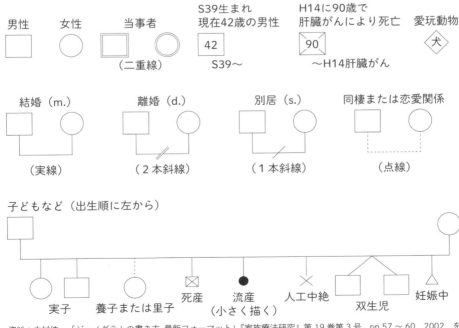

資料：中村伸一「ジェノグラムの書き方 最新フォーマット」『家族療法研究』第 19 巻第 3 号，pp.57 ～ 60，2002. をもとに筆者作成

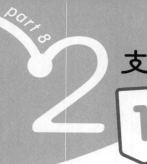

支援の実際

1 殺人放火事件被害者遺族のグリーフに寄り添う

側面的援助機能

【支援対象者】殺人放火事件被害者遺族（70代、女性）

【支援者】保健師、精神保健福祉士（行政）

【連携機関・関係者】検察、法テラス、弁護士、近隣住民、友人

【支援期間】3年以上

【事件内容】強盗目的の犯人に要介護状態の夫を自宅で殺害され、放火された。

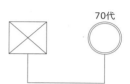

70代

被害者の状況 報道で事件を知った支援者が管轄警察署を通じて、行政担当者の手書きの手紙と行政の犯罪被害者等相談支援窓口のリーフレットを渡したことから、支援につながりました。被害者遺族は、夫と自身の住居、大切にしていたものを一瞬で奪われ、被害後は怒りと混乱の状態にありました。

近隣住民や友人の助けで何とか生活できていましたが、警察での初期支援はほぼされていませんでした。面接などでじっくり話を聴くなかで、親類からの二次被害に苦しんでいたこと、遺産問題などの副次的な問題があることが明らかになりました。

具体的な支援内容

●検察による事情聴取への付き添い、法テラスを通じて紹介してもらった弁護士のいる法律事務所への付き添い、刑事裁判傍聴の付き添いなどの**同行支援**を行いました。事件後、大切な人を失った被害者遺族にとって、同行する人がいることは、支えになるため、特別に何かをしなくてもただそばにいて寄り添うことも重要です。

●裁判傍聴では、遺産問題等で被害者遺族と葛藤のある親類から、**本人を遠ざけ**、傍聴に来ていた友人や近隣住民には本人の希望により**継続的な支援をお願い**しました。事件後の生活では、もともと被害者遺族のもつ友人や近隣住民との関係がとても大事になるため、どのように被害者遺族との関係を続けてもらうか確認し、あらためて支援をお願いすることにしました。

●繰り返し、夫の写真を見ながら思い出を語る被害者遺族に**寄り添い、話を聴**

本人が一人では聞きづらいことや話しづらいことを代わりに伝えるなど代弁機能も果たす。

親類から心ない言葉をかけられることもあった被害者遺族を二次被害から守るため、親類等との間に入り調整する。

本人にとって重要な資源である友人や近隣住民にもはたらきかける。本人にかかわる人間関係を理解し、一番よいサポートのあり方を模索し、調整する。

事件後、被害者遺族は平静を装うなど感情にふたをし、十分に悲しむことができないことも多い。本人の怒りや憤り、苦しみ、また、被害者との思い出など本人の語りたいことに耳を傾けることは支援者の重要な役割である。

くことで服喪の作業を支援しました。

支援後の経過 事件から3年経った現在は、リフォームした自宅に一人暮らしをし、亡き夫との思い出のある海外を訪ねたり、友人との旅行を楽しんだりしています。年に数回、本人が話をしたいときに連絡をもらい、**話を聴くことを継続**しています。

事件後何年も経ってから、フラッシュバックしたり、思いが溢れたりすることもある。支援終結後も常に味方であることを伝え、関係性を継続することも大切である。

**支援の
ポイント** ## 側面的援助機能を活用し、グリーフに寄り添う

　被害にあった人や遺族は長い間その被害によって苦しめられ、グリーフ[※2] に終わりはありません。支援者として、寄り添い続けることが大切です。一見、傷が癒えたようにみえる人でも、ちょっとしたきっかけでトラウマ反応が出ることもあります。定期的に状況を確認するなど、継続的に支援することが重要です。

　一方、支援者は、常に被害者遺族のそばにいることはできないため、被害者遺族の身近にあるフォーマル・インフォーマルな資源を調整し、被害者遺族が少しでも負担なく日常生活を送れるような体制を整えます。当事者団体や信頼できる医療機関等を紹介[※3] するなど、被害者遺族によりよい支援を提供できるよう、日頃から関係機関と連携しておくことも必要です。

※2　グリーフ（悲嘆：Grief）とは、死別に対する情緒的反応であり、喪失に対する自然で正常な反応を指します。多様な心理的、身体的な表出を含み、個人や文化によって異なるとされています。

※3　医療機関等の紹介について、行政の立場から1つの機関を指名するのは難しいことが多いですが、男性医師・女性医師や地域・地区を限定したり、病院の規模感などから、複数箇所の医療機関を伝えることはできます。

♦側面的援助機能（enabling）

　側面的援助機能とは、問題解決に向けて被害者による主体的な取り組みを促進する機能を指しています。主役は被害者等であり、支援者はその側面からサポートする役割です。その際、専門性や立場によって、実施方法は異なりますが、共感して傾聴するといったスタンスは変わりません。カウンセリング機能もここに含まれます。

　近年、「寄り添う」といった言葉が地域支援で聞かれることが増えましたが、支援者がいかに相談者に寄り添い、本人が人生の主役として進むことをサポートできるかが、側面的援助機能のなかで問われています。

支援の実際

2 強制性交等致傷被害者の
ニーズを引き出し代弁する

代弁機能

【支援対象者】強制性交等致傷被害者（20代、女性）

【支援者】保健師、精神保健福祉士（行政）

【連携機関・関係者】婚約者、警察、検察、弁護士、不動産会社

【支援期間】5年以上

【事件内容】婚約者と同居しながら常勤派遣職員として働いていた女性が、就寝中に自宅に侵入され強制性交等致傷の被害にあった（難病にかかった婚約者が体調を崩して入院した翌日の早朝）。

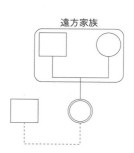

遠方家族

被害者の状況 遠方に住む家族や婚約者には、心配をかけたくないということから、「強盗被害にあった」と話し、収入が途絶えると困るため、1週間後に仕事に復帰していました。

被害後は、一見しっかりしているように見えましたが、警察とのやりとりを覚えていないといった、感情麻痺や解離という状態が疑われました。

具体的な支援内容

●被害者から被害の報告を受けて病院から外出してきた婚約者と面接し、被害者の希望どおり、**伝えづらい事実や要望、被害後の精神的な状態について説明**を行いました。

●疲弊しきった被害者の希望に従い、警察、検察による事情聴取への付き添い、本人から聴き取ったことなどを代わりに伝えました。検察の事情聴取が長時間にわたったため、体調不良を訴えた際には、検察庁にタクシー利用に対する**交通費支給の手立てがないか照会**しました。

●刑事裁判では、**自分の言葉で加害者に想いを伝えたいという被害者の希望**があり、性暴力について詳しい弁護士を探しました。弁護士に相談する際に同行し、弁護士とともに本人が想いを伝えられるよう支援しました。

●事件後、精神的な不安定さが続くため、心的外傷後ストレス症（PTSD）の診断治療を行っている精神科医を探す手伝いをし、受診に同行しました。通院の際、本人の希望があれば同行し、継続的にサポートしました。

被害者家族である婚約者の精神的苦痛も大きいと考えられる。事実や要望を伝える際は、被害者の希望を聞きつつ、婚約者の精神的ケアにも配慮する。

事件後の被害者は、警察署や検察庁など慣れない場所へ行く機会も多い。同行するのはもちろん、移動手段や交通費など被害者の苦痛を少しでも和らげられるよう支援する。

パワーレスになっている被害者から、意向や要望がみられた場合、支援者としてあらゆる手段や方法を検討し、その意向や要望を叶えるよう努めることが重要である。自己決定の尊重は、本人のストレングスを引き出す。

●転居の希望があったため、**他部署の協力を得て**不動産会社を紹介してもらい内見等に同行しました。事件後は、自宅以外で過ごしていましたが、転居に必要な荷物を取りに自宅に戻るのが怖いということで、一緒に自宅に行き、転居に伴う荷づくりを手伝いました。また、転居に伴う費用がかさむこともあり、犯罪被害者等給付金の申請について警察の被害者支援室への問い合わせを行い、受給できるようサポートしました。

支援のなかで、他機関や他部署との連携は欠かせない。日頃から顔の見える関係を築いておく。

支援後の経過 事件後1年経ってもPTSDの症状が続き、日常生活で不安やつらさを感じることがありました。しかし、婚約者のサポートもあり、結婚式をあげることができました。少しずつ新しい環境で生活を進めています。

支援のポイント 代弁機能を活用してサポートする

　警察、検察による事情聴取、裁判など慣れない司法手続きでの困難さやつらさ、怒りなどに共感しながら、本人の希望に従い、代弁しました。事件のあった自宅に対する恐怖を理解し、転居のための荷づくりや掃除なども一緒に行い同行するなかで、信頼関係を構築していきました。

　大切なことは、「被害者がどのような支援を求めているか」ということです。被害者が必要としていることに応えていくのが、支援者の役割です。本人の声を組織や関係機関に代弁し、すでにある資源を結びつけるなど工夫しながら、能動的に対応することが求められています。

　事件後、家族や身近な人に心配をかけたくないという想いから、事件の苦しさを一人で抱え込む被害者も多くいます。支援者だからこそ引き出すことのできる本人の想いや要望を受け止め、それを代弁していくことが重要です。そのことが自らの力で自分の人生を取り戻すことにつながります。

◆代弁機能（advocacy）

　代弁機能とは、例えると、被害によって足をけがして歩けないときに、杖となって、二人三脚で前に進んでいくことといえます。注意しなければならないことは、代弁をしすぎて当事者自らがもっている力・自分でできることまで支援者が代わってしすぎないことです。杖にはなっても足になってしまってはいけないのです。本人のニーズを最大限に引き出し、そのニーズをどう調整していくかが、代弁機能を活用する際には大切です。

2 支援の実際

3 虐待を受けた児童の
施設入所、退所後の生活をサポートする

直接処遇機能

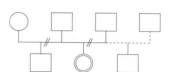

【支援対象者】児童虐待（ネグレクト）の被害児（女性）

【支援者】ソーシャルワーカー、保健師

【連携機関・関係者】家庭児童相談員、保育所、学校、児童相談所、児童福祉司、心理士、児童自立支援施設（寮長・寮母）、児童養護施設

【支援期間】15年以上（2〜18歳）

【事例内容】ネグレクト家庭で育つ被害児が、深夜、徘徊・喫煙・飲酒・万引き等で補導され、児童相談所に一時保護された。

被害児の状況 被害児が保育園時代、被害児の母親は、DVにより離婚しました。それ以来、糖尿病や腰痛、気分の浮き沈みから働くことができず生活保護を受給していました。母親は精神的な不安定さや男性への依存傾向があり、家事や育児はほとんど手がまわっておらず、被害児の幼い頃から、異父兄が被害児の面倒をみてきました。

　被害児が13歳のときに、母親が妊娠して異父弟が生まれました。被害児は、異父弟の世話をさせられることを苦痛に感じており、夜間、徘徊時に補導された際、警察官に「家に帰りたくない」と訴えました。

具体的な支援内容

●補導後に児童相談所で一時保護された際、被害児の「家に帰りたくない」という思いの背景にある状況を確認し、**本人自身が今後どのようにしていきたいかを確認**しました（児童自立支援施設に入所）。

（欄外）本人の意思を確認し、自己決定を尊重する。

●児童自立支援施設の寮長・寮母は、被害児の食事・洗濯等の身の回りの世話を行い、本人が安心して暮らせる環境を整えました。

●15歳の生活場所の選択のタイミングでも、寮長・寮母をはじめ児童相談所の児童福祉司や心理士が何度も話し合える場を設け、**被害児が自身で自分の将来について考え、決断できるようサポート**しました。本人は、保育士を目指すため、自宅よりも自立できる環境が整っている児童養護施設を選択することができました。

（欄外）必要な情報提供等により、主体的な取り組みを促進する。

支援後の経過 被害児は、18 歳のときに○○短期大学に合格しました。そして、**措置延長**をしてもらえることになり、20 歳まで△△児童養護施設で生活をすることになりました。別の児童養護施設でアルバイトをしながら退所後の生活費を少しずつ貯めていきました。

その後、被害児は一人暮らしをしながら、保育所に就職しました。△△児童養護施設に時々訪問しながらボランティアをしたり、時には児童指導員に相談にのってもらったりすることもあります。

被害児は就職・結婚・出産をしてある日、家庭児童相談員に「母と生活していたときは、何が正しいのかわからなかった。でも保護してもらって、当時の生活や母がやっていたことは間違っていたと気づいた。今になって、たくさんの人が私のことを考えてくれていたことがわかる」と話しました。

支援の ポイント

直接処遇機能を 活用してサポートする

まずは被害児が安全・安心であることを感じることができるようにかかわり、信頼関係を構築することが大切です。そのために、寮長や寮母は被害児の食事を準備したり、掃除をしたり、洗濯をしたり、直接的な生活を整えるサポートをし、心理的な距離感を近づけていきました。

そのような関係性のなかで初めて、被害児自身が、将来の見通しを立てることができます。また、その際、被害児が一人で抱え込まないように伝え、寄り添い、一緒に考えていく姿勢を示すことが重要です。

『ポジティブな小児期体験の研究（Positive Childhood Experiences）』[4]では、ポジティブな小児期体験は小児期の逆境体験の影響を軽減して、有害なストレスを和らげ、癒しと回復を促すことができるともいわれています。

※4 ACEs（Adverse Childhood Experiences）に対して言われるようになった考えです（p.9 参照）。

➕ 直接処遇機能（residential work）

直接処遇機能とは、直接的な援助業務に携わりながら、被害者の生活全体を支援する機能を指しています。そこでは、構造化された面接を行うよりも、生活の場で一緒に考えていくことが求められます。日本の施設は、障害者施設は脱施設化、児童関連施設は小規模化していく傾向があり、より地域に溶け込んで、家庭的な雰囲気のなかで生活のサポートをしていくことが求められるようになっています。

措置延長とは、児童養護施設や里親等のもとでの児童の養育は満 18 歳までが基本である（児童福祉法第 4 条）が、必要があれば、満 20 歳に達する日まで措置を延長できる規定（児童福祉法第 31 条第 2 項）。
なお、社会的養護自立支援事業では、18 歳到達により措置解除された者のうち、自立のための支援を継続して行うことが適当な場合は原則 22 歳の年度末まで支援を受けることが可能。

2 支援の実際

4 性暴力被害者の話を傾聴し、生活課題への対処法を伝える

教育機能

【支援対象者】性暴力被害者（10代、女性）

【支援者】保健師、キャンパスソーシャルワーカー（CaSW）、精神保健福祉士（教育機関）

【連携機関・関係者】精神科診療所、家族、学内関係者

【支援期間】3年以上

【事件内容】一人暮らしの女子学生が夏季休暇中のアルバイト先のスーパーで社員から性暴力被害（無理やりのキスと衣服の中で身体を触られた）にあった。

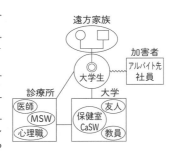

被害者の状況 「体調が悪い」と契約期間3日を残して、アルバイトを辞めました。ほかのスーパー等で買い物をする際に恐怖心と不快感に襲われ吐き気を催し、身体がこわばる、生理が1日で止まるなどの身体症状がみられました。

具体的な支援内容

● 事件数日後に被害者が大学内で貧血を起こし、対応したCaSWに、被害について話してくれたので、**保健室に備えてあったリーフレットを一緒に読み**、被害後の心身の不調が自然な反応であることを説明しました。

● 同意を得てPTSDの治療経験がある精神科診療所に相談しました。本人の希望で受診に同行し、インテークでは精神保健福祉士から丁寧な説明を受け、本人が被害内容等について話をすることができました。診察にも同席し、当面は不安と不眠を改善する薬の処方を得ました。精神保健福祉士との二度目の面接で具体的な生活の支障を確認でき、**買い物場面の症状への対処として当分はネット注文の活用**を決め、**心理スタッフからは呼吸法を学び**ました。

● 本人は腕の痣を写真に撮っていましたが、復讐への恐怖心から被害届を迷っていました。また、遠方の両親に心配をかけることや帰郷させられるのではないかというおそれから、**大事にしたくないと最終的には被害届を出さない決断**をしました。警察に行くこともつらいと言われ無理強いを止めました。

● 帰省する春期休暇中は、電話再診とオンライン面談が可能な体制をとりました。

（左欄外メモ）

情報を言葉で伝えるだけでなく、見て読めるツールを備えておくと共有しやすく、またハンドアウトでき、常に手元で確認できる。

フラッシュバックや回避症状などについて医師からの説明を一緒に受け、本人の理解のもと、対処行動のとり方の選択肢となる情報を提供し、一緒に考えた。具体的な対処行動に結びつく知識や情報がもてると安心につながりやすい。

被害届の提出は事情をオープンにしたくない気持ちから悩み揺れる被害者が多く、丁寧に寄り添うことが大切で、こうすべきという態度は慎む。

支援後の経過

●被害から半年後の面談で、帰省中に成績の降下や活動性の低さを心配した両親からあれこれ尋ねられてつらかったとの話を聞きました。休学や退学はしたくないが、アルバイトができないと経済的に苦しく、受診やカウンセリングを利用するためにも母親には話したい思いもあることを確認しました。

●経済的課題については、学内の無利子の奨学給付金制度の活用に関して**所属学科の教員とも相談し、学生課に相談してみる**ことと保護者との面談の設定を勧めました。母親が上京の際の面談で、本人の同意を得て被害状況とその影響を代弁し、受診等の継続希望、奨学給付金制度のことを伝えました。**母親はショックを受けつつ本人の話を受け止め、「つらかったね」「帰ってきてもいいんだよ」と言葉をかけて**くれました。母親は、性被害に遭遇したときの心身の影響や治療の必要性などについて書かれたリーフレットを何回も読み、受診に同行したいと話しました。

●その後も服薬と大学保健室、保護者や**友人のサポートを得て**通学しています。

> 関係部署との連携などについて、本人の不利益とならないようにする必要がある。情報提供で足りる場合と、同席等橋渡しを必要とする場合がある。

> 周囲の人の理解は安心感につながるだけでなく、自責感情を抱えたり、自己肯定感を低くしたりすることを防ぐ。被害者だけでなく周囲の人への知識や情報提供は重要である。

支援のポイント

教育機能を活用してサポートする

　被害場面のフラッシュバックや類似場面の回避など心身の影響やつらさ、不安などに共感しながら、本人の希望に従い、日常生活や学生生活の継続をサポートしました。当初、未成年でもあり、遠方に暮らす保護者への報告に葛藤する心情と、理解を得ないと経済的に生活維持が困難な状況を踏まえ、相談を重ねるなかで信頼関係を構築し、保護者との橋渡しを行う機会をもてるようにしました。

　大切なことは、本人や関係者に被害の影響等を理解してもらい、安心につながるよう情報や知識を適切に提供することです。混乱・疲弊状況においては行動に結びつけられないことも多いため、希望を確認しながら、具体的な活用方法のサポートを行うことも大切です。

✚教育機能（education/instruction）

　教育機能とは、道で迷ったときの地図（ガイドマップ）の役割をするものです。自分に起きていることがわかり、受け止め方がわかると、行き先も見通せ、少し混乱や不安が和らぎます。不安や苦しみに打ちひしがれ目の前が暗くなっているときに、案内の一灯になる情報や知識は有効です。

2

5 DV 被害者の危機的状況に介入する

保護機能

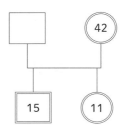

【支援対象者】夫によるさまざまな DV の被害者（42 歳、女性）
と子ども（15 歳、男児と 11 歳、女児）

【支援者】民間団体のスタッフ

【連携機関・関係者】警察、病院、地方・家庭裁判所、行政（生活保護、住宅）、不動産会社、学校、弁護士

【支援期間】5 年以上

【事件内容】夕食後、騒ぐ子どもたちに腹を立てた夫が子どもたちを殴打した。妻が止めに入ると妻に怒りの矛先を向け「しつけが悪い」等と罵りながら突き飛ばす、殴る、蹴る、馬乗りになって首を絞める等の暴力をふるった。

被害者の状況

結婚して 16 年目。15 歳の男児と 11 歳の女児との四人暮らし。夫は、サラリーマン。夫は収入はあるものの一定額の生活費しか渡しません。妻の就労は認めず行動制限・監視もあります。夫は、家ではゲーム三昧で、妻の家事・育児に文句を言い、非協力的です。

今回の暴力では近所の人の通報により、警察が介入。事情聴取を受けたものの、被害届は出していません。警察から避難を勧められ、案内された**公的シェルター**に一時保護を求めましたが、15 歳の男児を同伴していたため断られ、**民間のシェルター**に一時保護されました。夫は妻に何度もメールを送ってきます。夫の追及を避けるため実家は頼れず、所持金はなく、これからの生活への不安と夫への恐怖心でいっぱいでした。

具体的な支援内容

● シェルターでの一時保護後、けがの状態を確認し、治療と保護命令の申立てのための診断書入手のため、まずは生活保護の申請からとりかかりました。**DV 被害者であることと現状を説明するケース概要**を至急とりまとめました。相談当日、本人の同意を得て、ケース概要を生活保護担当者と共有しました。また、すぐに保護命令の申立てに着手しました。

● 本人と子どもたちへの接近禁止の保護命令の申立てを自力でするために、陳述書や申立書の作成を支援するとともに、戸籍謄本等の必要書類の入手や地方裁判所への申立ておよび裁判官面談に同行しました。その後裁判所から相

シェルター（一時保護）には、都道府県設置の婦人相談所の一時保護所と、婦人相談所から委託された民間の施設等がある。同伴の家族が男性の場合、年齢によって一緒に入所できないことがある。DV 被害者の一時保護期間は 2 週間程度で、生活支援のほか、心理的ケア、同伴児童の学習支援等を実施する。

ケース概要をまとめる過程は、被害者によっては再体験症状が出やすい。一人で書き進めることは困難を伴うことも多いため、一緒に考える支援者の存在は大きい。

手方へ申立書の副本と1週間後の審尋の呼び出し状が届くと相手方が逆上することは必至のため、安全確保のための方策を話し合いました。

● 1週間後、接近禁止や電話、メール等の禁止命令が発令され、追及遮断ができ、同時に生活保護も決定したため、住居探しに着手しました。官民の住宅情報を集め、最終的にはDV被害者に提供される**公営住宅への入居を支援**しました。また、新生活に必要な生活用品の購入、新住居の清掃、荷物の搬送等、入居日には生活が始められるように作業を一緒にしました。

> DV被害者は、ほかの人よりも優先して公営住宅に入居できる（地方公共団体の状況による）。

● 転校手続きのための教育委員会への相談、転校先との子どもたちの安全な学校生活のための配慮事項の確認など、安全な生活再建の過程における本人の心理的な負担の軽減と、所期の目的の達成のために同行し続けました。

● 新生活が落ち着くのを待って離婚等の手続きに着手しました。まずは**DVに詳しい弁護士の相談**を取り付け、弁護士費用の立て替え制度である法テラスの法律扶助の申請手続きを支援しました。また、調停等には可能な限り支援者が同行し終結まで見守り続けました。

> DV被害に明るい弁護士ではない場合、弁護士の言動から、二次被害を受けることもある。被害者問題に精通した弁護士を紹介することが望まれる。

支援のポイント　保護機能を活用して包括的にサポートする

　DVの支配構造のなかで、DV被害者は、安全や安心、自由、自己決定力を奪われ、関係者との交流を絶たれた結果、自己肯定感や判断力が低下し、孤立してしまいます。そのような被害者が安全・安心を実感し、自己決定のもとに自由に行動したり、他者とのつながりを回復したりするために、支援者は加害者の追及が続くなか、常に被害者の安全と安心に気を配りながら、難しいと感じる課題に立ち向かう被害者に寄り添い続けます。課題の明確化、活用できる支援内容の説明、取り組みの優先順位の確認をし合い、被害者が安心して選択し問題解決に向き合い、行動できるように支援し続けます。

➕保護機能（protection）

　保護機能とは、深刻な問題に直面し、生命の危機的状況にある被害者に対して、速やかに安全を確保し保障する機能をいいます。DVを受けた被害者の安全に関し、公的シェルターで、一律に携帯電話を使用禁止とすることなどがシェルター入所の敬遠や一時保護後加害者のもとに帰る理由になっていると指摘されています。被害者のニーズや希望を尊重しつつも、生命を守るために、個別に話し合う努力が求められます。また、いったん、支援から離れても、いつでもつながっていることを伝え、相談に応じていく姿勢も大切です。

2 支援の実際

6 いじめ被害生徒・家族の想いに寄り添いながら適切なフォロー機関に結びつける

仲介機能

【支援対象者】いじめ被害者（13歳、女子生徒・その両親）

【支援者】民間被害者支援団体の相談員

【連携機関・関係者】精神科クリニック、訪問看護、民間NPO団体、スクールソーシャルワーカー（SSWr）

【支援期間】2年以上

【事件内容】中学校に入り、目つきが悪いとほかの小学校から来た同級生からいじめを受けるようになった。

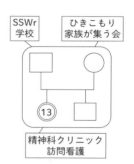

被害者の状況 女子生徒が、学校の同級生から、性的な嫌がらせ、言葉による揶揄（からかい）を受けたのち、不登校になってしまいました。女子生徒の両親が学校の担任や管理職に事実を明らかにするために調査をお願いしましたが、聞き入れられませんでした。両親が弁護士に相談し、教育委員会を訴え、後にいじめ重大事案に認定され、転校することになりました。その後も、女子生徒は自宅にひきこもり状態だったため、弁護士が民間被害者支援団体に相談しました。

具体的な支援内容

- 民間被害者支援団体が、相談を受けた時点で、両親は学校や教育委員会への不信感が大変強い状況にありました。訴訟をしているため、公的な支援を受けることができないと勘違いしていたので誤解をとき、**さまざまな機関を活用して、女子生徒の支援を行っていくことを提案**しました。

- 疲弊しきった両親と、ひきこもっている女子生徒について、**相談員をそれぞれつけて面談**を行いました。

- ひきこもっている女子生徒は自宅から出づらい状況にあり、紹介受診した精神科クリニックに定期的に受診できなかったことから、訪問看護に、週1回入ってもらえるように調整しました。

- 娘のひきこもり状態が長期化するなか、特に母親が疲弊し、娘への攻撃的な言動が散見されました。**民間NPO団体のひきこもり家族が集う会にはつなぐ**ことができました。

子どもには、教育を受ける権利がある。訴訟になっているからといって、子どもの育つ権利[※5]が侵害されることがあってはならない。

親と子の立場が違えば、考えていることも違う。可能な限り、親担当と子ども担当に分けて意見を聞くことが求められる。

母親の負担をねぎらいつつ、さまざまな選択肢を出し、選んでもらうことが重要である。それぞれの機関の特徴を伝え、必要に応じて一緒に見学に行くなどして、自分に合った場所を選べるようサポートする。

● 学校の SSWr に相談を聞いてもらえるようにサポートしました。

（支援後の経過） 訪問看護が週１回のサポートを行うことで、少しずつ外に出る機会も増えてきました。母親がひきこもり家族が集う会に顔を出すようになってから母親の娘に対する態度が軟化し、母子の関係も良好になってきています。SSWr に管理職や担任と連携してもらい、徐々に教室に入ることができるよう環境設定を進めてもらったことで、女子生徒は、転校先の中学校に段階的に登校をはじめ、別室登校ができるようになりました。

支援の ポイント 被害者等の希望に応じた機関や担当者への仲介機能をフル活用する

　女子生徒や母親の面談をそれぞれの支援者が行うなかで、不信感を解きほぐし、母子それぞれにサポートしてもらえる機関を仲介していきました。

　仲介していくうえで大切なことは、仲介前の選択肢は、１つ以上提示するということです。とりわけ権利が侵害された被害者は、自ら「選んでいく」という行為が、自分の被害回復の意識を高めることになります。徐々につながる先の機関の支援者と直接やりとりできるように支援していくことが求められます。

※5　児童の権利に関する条約（子どもの権利条約）の４つの原則

①生きる権利	住む場所があり、食べ物や必要な医療を受けることができるなどの命を守るために必要な権利
②育つ権利	遊んだり勉強したりして、生まれもった自分の能力を伸ばして成長していける権利
③守られる権利	紛争などに巻き込まれたり暴力や搾取、有害労働などを強いられたりしないこと、難民になったら保護されることなどが守られる権利
④参加する権利	自由に意見を発表したり、グループをつくったりすることができる権利

✚仲介機能（human services broker）

　仲介機能とは、被害者とそのニーズに応じた適切な社会資源との間を媒介し、結びつけることです。ただ、機関を紹介するだけで終わりでは効果は低いといわれています。つないだ先の支援者が被害者と信頼関係を構築し、サポートのバトンを確実に引き継ぐまで、被害者に関与し続ける意識が大切です。

支援の実際

7 両者の間に入り、理解し合うための対話のサポートを行う

調停機能

【支援対象者】傷害事件の被害者（58歳、男性）

【支援者】地方公共団体の犯罪被害者等のための総合的対応窓口の担当者

【連携機関・関係者】警察、地域包括支援センター

【支援期間】3か月

【事件内容】隣家に回覧板を持参したところ、番犬が飛び出してきてひどく噛まれ転倒し何針も縫った。

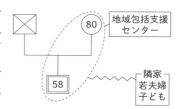

被害者の状況 警察が来て現場検証をしましたが、その後の事件処理の進展がなく、番犬の持ち主から医療費の支払いしかされなかったことで、被害感情が怒りへと切り替わっていきました。不服であることを、警察や検察、行政人権窓口等に電話や訪問をして訴えており、エスカレートしている様子が関係者の情報でわかりました。犯罪被害者等のための総合的対応窓口にも一報が入り、対応することになりました。

具体的な支援内容

● 立件されていないことに不信を募らせていた男性の自宅を訪問し本人の想いを聴き取りました。身体の不調をねぎらうなかで、術後の調子がよくないため、同居中の母親の介護に支障があることを訴えました。そこで、**地域包括支援センターに母親のサポートをしてもらえるように調整**しました。

● 犬に噛まれたことで、思い出したくないことを思い出したり、神経がピリピリしたりする、ある種のトラウマ反応が出ていたため、**トラウマの心理教育**を行いました。

● **関係機関からたらい回しにされていることへの怒りについても関係機関の1つとして詫び**、制度と支援の現状（立件されていない場合、警察でも検察でも対応が十分にできないことがあること）について伝えました。

● 怒りが軽減しない男性の被害回復支援として、所轄の警察に本人の想いを伝

直接的に事件に関係ない課題や問題で被害者が困っていることも多い。それらの課題も一緒に考えることが、事態の解決につながる。本人の困りごとの解決に寄り添う姿勢が欠かせない。

状況把握に努めるなかで、話の端々から、再体験症状や過覚醒症状が見受けられたため、PTSD症状の心理教育とトラウマのノーマライズ化[6]を行うことは、被害者が自分の異変を理解するうえで大切である。

事件にあうということは、不条理な怒りがつきものである。その想いに寄り添う対応が欠かせない。

※6　自分を圧倒するような出来事に遭遇すると、誰でもトラウマ反応が出てくることは当然であること。

えると同時に、事件後の経緯を正確に知らせてもらう必要性を確認しました。そこで、**警察に相談の経緯を伝え、事件時の担当者に時間をとってもらい、双方の意見を伝え合う機会**をもちました。

●隣家に大型犬と住んでいる子育て中の若夫婦には、当該男性の想いを伝え、謝罪に来てもらうように依頼し、担当者が立ち合いのもと、謝罪をしてもらい、今後の対応をする約束をしました。

（支援後の経過）　警察から事情説明を受け、立件に至らなかったものの、被害男性の警察等への批判行動はおさまりました。若夫婦の代理人として弁護士がつき、慰謝料が支払われたことも批判行動収束の大きな要因となりました。若夫婦が番犬をしつけトレーニングに通わせているとの報告を受けたことや母親の支援として地域包括支援センターの介入により介護保険サービスが適用され、被害男性の介護負担が減ったことも、安定につながりました。

> 警察が被害者によるクレーム対応に苦慮している状況を理解しつつ、被害者に誠実に対応してもらうことが、被害者の被害回復につながることを説明することが求められる。

支援の ポイント

調停機能を意識し、間に入ってサポートする

被害者は、被害状況を適切に伝えることが難しかったり、実際に、被害に対して実質的な支援をしてくれる担当者がいなかったりすることで、たらい回しにされ、結果として大きな怒りを抱え込んでしまうことがあります。

支援者は、対応に苦慮する人がいたとき「困った人は、困っている人」[7] だと認識し、困っていることをほぐしていくことが望まれます。支援者は、誠実なかかわりを続けることで、被害者の溜飲を下げることにつながります。

---

[7]　TICC こころのケガを癒やすコミュニティ事業「困った人は、困っている人」(https://www.jtraumainformed-tic.com/_files/ugd/610f4c_ab6d0a03f7784bee92c09f9a8c0f2c00.pdf) を参照。

■調停機能（mediation）

調停機能とは、家族や関係者間、集団内の間に葛藤があるとき、問題解決の妨げになる場合があるため、そこに合意形成を図るべく介入する調整者の機能を指しています。当事者間ではさまざまな誤解がからみ合い膠着状態になってしまうことも少なくありません。そのような場合、対話できるようコーディネートを行います。身近な事件や事故にも積極的に支援者が調停機能を用いて被害者と加害者の間をとりもつことが、支援現場では求められています。法律の専門家に介入してもらう方法も有効ですが、介入の第一歩として、対立構造ではない、対話を重視した支援ができないかを考えてみることです。

2 支援の実際

8 生活困難家庭を包括的に支援する

ケア（ケース）マネジメント機能

【支援対象者】傷害事件の家族（70 ～ 80 代、夫婦）

【支援者】犯罪被害者等支援担当（行政）

【連携機関・関係者】高齢者支援担当（行政）、精神保健福祉担当（保健所）、地域包括支援センター、地域活動支援センター職員、犯罪被害者等支援担当

【支援期間】3 か月

【事件内容】自宅で 20 代の頃からひきこもっている 40 代の息子（精神障害あり）が、両親をバットで執拗に殴打しました。息子はこの数年は精神科医療を中断しており、妄想によって周辺への不信感を募らせていました。

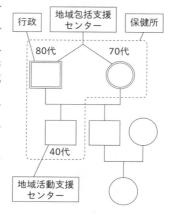

被害者の状況 父親は脳挫傷で一時意識不明の重体、母親は腰椎骨折の重傷を負い病院へ搬送されました。息子は、精神保健及び精神障害者福祉に関する法律（精神保健福祉法）第 23 条の「警察官の通報」にはならず、通常逮捕されました。検察に送致された後に、犯行理由を「遊びに行こうとしたところ両親にとがめられたことが不満だった」と認めていたことから責任能力ありと判断され起訴されました。

具体的な支援内容

● 重症を負った両親は急性期を脱したものの在宅生活を再開するにあたって、介護が必要な状態であったため**介護保険の申請**を行いました。

● 高齢者支援担当のケースワーカーが両親の面談を行い、**息子への恐怖感**、親としての責任、障害のある息子の自立支援、裁判の大変さなどの**被害者、加害者家族の抱える複雑な気持ち**を聴き取り、その苦悩に寄り添いました。

● 高齢者支援担当者は、**関係機関の担当者を集め、両親を交えカンファレンスを開催し、支援役割の確認**を行い、以下のように支援を行いました。

　・地域包括支援センターの職員は、要介護状態であった両親の権利擁護と介護保険サービス導入のため、ケアマネジャーの手配をしました。

介護保険の申請から認定の通知までは原則 30 日以内になっているが、2 か月ほどかかる場合もある。見通しをもって、早めに申請することは大切である。

いくら身内からの行為であったとしても、圧倒するような出来事はトラウマになる。いったん距離をおかないと恐怖感からともに生活することが厳しくなる場合もあることを伝えることも大切である（トラウマのノーマライズ化）。

誰が中心となってケースカンファレンスの調整を図っていけそうか確認する。

- 保健所職員と地域活動支援センター職員は、精神障害者の医療と障害者サービスに関する情報提供、医療機関に医療再開のための調整を行いました。
- 犯罪被害者等支援担当者は、裁判への不安軽減と被害者としての気持ちの整理のために弁護士相談の調整と裁判の付き添い支援を行いました。

支援後の経過 息子は執行猶予つきの判決を受けた後は、地域活動支援センターの支援を受け、アパート探しや生活保護の申請をし、障害福祉サービスを受けながら現在は一人暮らしを始めました。両親は、息子との距離をとりながら、周りのサポートを得て在宅生活を維持できています。

支援のポイント

ケア（ケース）マネジメント機能を活用して、関係機関とともに包括的にサポートする

　複合的な課題のあるケースにかかわることになった場合、ケア（ケース）マネジメントの視点が欠かせません。できるだけ早期に関係者を集めて話し合い、役割分担をすることが望ましいです。

　心神喪失等の状態で重大な他害行為を行った者の医療及び観察等に関する法律（医療観察法）の対象になれば、社会復帰調整官がケアマネジメントを行う主体となるでしょう。

　今回は高齢者虐待の防止、高齢者の養護者に対する支援等に関する法律（高齢者虐待防止法）にからむ高齢者支援担当がサポートをしましたが、この両親が高齢者でなければ、保健所等が中心に関与することになると考えられます。

　なお、加害・被害が1つの家で起こってしまう事件については、民間被害者支援団体では支援が行いづらい実情がありました。被害者支援の知見だけでは支援が十分でないためです。そのような意味で、多重問題を抱えた生活困難家庭の支援は、行政の専門職が中心となってかかわれるとよいでしょう。

✚ **ケア（ケース）マネジメント機能**（care management/case management）
　公的サービスが制度や職務範囲により縦割りとなっているシステムのなかでは、多重問題を抱えた生活困難家庭が、適切なサービスにたどりつくことは容易ではありません。この事例も予兆に気づいて未然にケアが行われていたら、起こらなかった事件でした。生活困難家庭に気づいた際には包括的な支援をするべく多機関で関与していく必要があり、その際に、ケアマネジメントの発想が欠かせません（p.162「コラム」参照）。

支援の実際

9 綿密な早期支援から
地元のネットワーク体制構築

ネットワーキング
（連携）機能

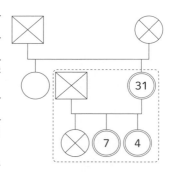

【支援対象者】交通事故遺族（31歳、女性）

【支援者】ソーシャルワーカー（大学病院）

【連携機関・関係者】保健師、教育委員会、教職員（学校）、市町村窓口対応者、住宅課（行政）

【支援期間】1年半

【事件内容】夫婦と3人の子ども、実母で行楽に自家用車で出かけていた際に、暴力団にあおり運転され、夫がその車から逃げようと猛スピードで走行し、ハンドルが切れずにガードレールに追突してしまった。

被害者の状況 夫と実母、子ども（長女）は即死。子ども（三女）は意識不明で、病院のICUに入りました。数か月にわたって、妻と次女で三女の病院個室に付き添い、寝泊まりすることになりました。

具体的な支援内容

● 総合病院に三女が救急搬送されたときから救急病棟で医療ソーシャルワーカー（MSW）として関与することになり、定期的に母親との面談を行いました。**表情なく淡々と話し、涙を見せることはない母親に寄り添い**ました。

● 全く書類に目が通せないとの相談があったため、自賠責（自動車損害賠償責任）保険の手続きを一緒に行いました。また、軽傷であった次女のトラウマを心配し、**精神科医・心理士から治療、プレイセラピーが受けられるように調整**しました。

● この家族の現住所は病院から離れたところにあったため、退院後の地域ケアを構築する必要がありました。そこで、地元の病院への三女の転院調整から始まり、地域機関の関係者会議を企画し、この家族のためのネットワークを構築しようとしました。**保健所や生活保護課に県営住宅の入居など生活支援の一部に関与してもらう**こともできました。

● 次女が地元の学校に戻る際に、学校教職員を対象にトラウマについての研修

事件・事故が大きいと、その事実に被害者は圧倒される。感情麻痺や解離が起こり、話したくても考えがまとまらない状態になることは多い。

精神症状が出ていないからケアしないのではなく、早期に心理的ケアを開始し、メンタルヘルス不調の出現があったときにすぐに対応できるほうが、予後がよくなる。

退院したら支援終了ではない。被害者の生活拠点におけるサポートネットワークを構築することが必要である。

を実施しました。大学病院が次女の後方支援を行っていることを教職員に伝えて安心感をもってもらい、次女の学校復帰へのサポートを要請しました。

支援後の経過 病院を中心に包括的なトラウマ支援を行うなかで、母親の表情が徐々に出るようになっていきました。三女は、遷延性意識障害[8]の専門の病院に転院することになりました。住宅は、夫や実母と住んでいた家は思い出してつらくて住めないとのことで、行政担当者に調整してもらい、県営住宅に住み始めることができました。子どもの精神科医療は1年ほどで必要なくなり、地元を基盤として生活を送り始めました。母親、次女の受診の回数も徐々に減ってきています。地元では保健師が命日の前後に訪問面接を続けてくれています。

支援のポイント さまざまな関係者を巻き込んで地元支援ネットワークでサポートする

現在の日本の公安委員会の指定を受けた民間被害者支援団体は、都道府県ごとに1か所（北海道は2か所）にとどまっており、高度医療を提供する大学病院も数が限られています。そのため、被害者の生活基盤となる地域で、固有の支援ネットワークを構築することが欠かせません。

被害者にどう接してよいかわからないために、「そっとしておこう」という意識がはたらきがちですが、そうすると被害者を放置することになりかねません。ネットワークでサポートする際のポイントは、一定期間はネットワークにゆだねず、後方支援を入れながら関与するなかで、少しずつ支援主体をずらしていき、引き継いでいくことです。

※8 遷延性意識障害とは、脳への深刻なダメージが生じることで、生活面におけるさまざまな場面で介護が必要となる状態を指します。

◆ネットワーキング（連携）機能（networking/linkage）

ネットワーキング（連携）機能とは、支援者が個人や家族の安定した生活を支えるため、被害者の効果的なサポートという目標に向かって協働するネットワークの構築とその有効な運用を促す機能を指しています。多機関とともに事例検討会を行うなかで関係を強化していくことが大切です。留意しなければならないことは、会議参加の関係者が増えれば増えるほど、中心となってかかわる人が曖昧になることです。支援主体の中心人物を共通理解しておくことは欠かせません（本ケースでは、大学病院のMSWから、ネットワーク内の保健師へと支援主体を移行していきました）。

支援の実際

2

10 犯罪被害者の声を届けるノートづくりを
支える・社会を変える

代弁・社会変革機能

【支援対象者】さまざまな犯罪被害者

【支援者】保健師、精神保健福祉士（行政）

【連携機関・関係者】被害当事者、マスコミ関係者、司法関係者、医療関係者、行政職
員

【支援期間】3年弱

事例のきっかけ 飲酒運転、スピード超過の乗用車に正面衝突され、両親が
即死、同乗していた双子の兄妹が高次脳機能障害の後遺症を負うという事件
がありました。被害者は、被害のことを詳細に残せるノートがほしいと話し
ました。その被害者が求めたのは「交通犯罪被害」についてのノートでした
が、その話を聞いた支援者は、ほかの被害者等にも同じように被害のことを
書き残せるノートが必要なのではないかと思い、「被害者ノート」の作成を
検討しました。

具体的な支援内容

いざというときに助
け合えるネットワー
クを構築しておくこ
とが重要である。

多様な専門職が集
まった際、それぞれ
の意見を調整してい
く。

被害者の経験や想い
を大切にし、発言し
やすい雰囲気をつく
るなど被害者のスト
レングスを活かせる
ようにする。

● ノートを提案した被害者に、ほかの被害にあった人も一緒にノート制作を進
めることを提案しました。快諾が得られたため、**支援者のネットワークを活
用**し、**被害当事者、マスコミ関係者、司法関係者、医療関係者、行政職員等
に集まってもらい**、被害者ノート制作に向けたミーティングを重ねました。

● 被害当事者がそれまでにつくってきたノートやメモ内容の**聴き取り調査から
開始**しました。被害直後には細かい字が読めない、読んでも理解が難しいと
いう経験から、見出しの後ろにくるリード（前文）だけを読めばノートを書
き始められるような構成としました。

そのほか、内容や、フォント、字の大きさ、色使い、表紙のイメージ、リ
ングノート式にすることなど、より使いやすいものになるよう3年弱検討
し、納得のいくものができるよう協働しながら制作していきました。

また、被害者等が、今後ノートを使う人に伝えたいメッセージを掲載でき
るようにし、被害者等の気持ちをストレートに伝えられるよう配慮しました。

支援後の経過 日本全国の被害者等から「被害者ノート」がほしいという連絡が舞い込むようになりました。ノートがほしいという被害者等には無償で提供しています。これまで三度の改訂作業を行っており、被害当事者の意見を踏まえて、内容の更新をしています。

　当事者のニーズから生まれた「被害者ノート」の有効性は全国に知られるようになり、この原版を参考に、各地で被害者支援ノートが生み出されています（佐賀県：犯罪被害者等のためのノート「編む」、東京都：Tokyo 被害者支援ノートなど）。

【被害者ノートについて詳しく知りたい人はこちら】
警察庁「コラム＜ 5 ＞被害者ノート」
https：//www.npa.go.jp/hanzaihigai/whitepaper/w-2015
/html/gaiyou/part1/s1_5c05.html

**支援の
ポイント**

一人のニーズを
潜在的ニーズと結びつける

　「ノートがほしい」という一人の被害者の要望を実現するだけでなく、ほかの被害者等の潜在的なニーズと結びつけ、被害者全体の支えとなる「被害者ノート」という形につなげました。

　生活支援や関係機関への同行支援など個別的な対応に追われ、目の前の支援で手いっぱいということもあるかもしれません。しかし、個別的な対応の延長線上には、被害者等支援の行き届いていない社会的な課題があります。それを解決するためには、時に組織や関係機関を巻き込みながら、被害者全体に潜むニーズに応えていくこと、そして、社会にはたらきかけていくことが求められます。

＋ **代弁・社会変革機能**（social change agent）

　支援者は多くの被害者等とのかかわりを通して、いかに被害者等を支える社会資源がないかということを目の当たりにします。地域における新たなサービスや制度・施策の改善の必要性を知った立場として、それらの地域の社会資源の開発や制度・施策の変革を求めて、被害者等の声を代弁し、権利を擁護していく機能が、代弁・社会変革機能です。

2 支援の実際

11 地域のエンパワメントを意識し、危機を乗り越える

組織化機能

【支援対象者】集団中毒事件被害者・市民多数

【支援者】精神保健福祉相談員、保健師（保健所）

【連携機関・関係者】保健所、警察、精神保健福祉センター、学校、病院、自治会、PTA

【支援期間】3 年

【事件内容】地域の夏祭りにおける集団食中毒によって数十世帯、50 名近くが入院し、死者も複数名に及んだ。

被害者の状況 コミュニティと住民が体験したことがない深刻な事態であり、住民相互の疑心暗鬼な思いが地域の暮らしを危機に陥れました。同級生を失った児童・生徒のトラウマも深刻でした。

具体的な支援内容

● 危機介入の際、最寄りの病院の医師に派遣依頼を行ったり、保健師等が自宅への全戸訪問をしたりし、入院者には病棟訪問や同伴退院がなされました。

● 市民に開かれた「心の相談室」も設けましたが、当初は、被害者の強い自責感により、支援を受けることを躊躇し、来所は多くありませんでした。そこで、「相談室だより」を定期的に配布し、心理教育を徹底し、住民が相談に訪れるのを待ちました。「心の相談室」には泣き声のみの無言電話なども入るようになりましたが、**常に「待っている」ことを伝え**ました。

● 死亡児が出ていた小学校教師の二次受傷（p.190 参照）が起こった際は、「心の相談室」が毎日電話で相談を受け続ける体制をとりました。大変な事件や事故等のストレス状況に陥ったとき、人の心身の反応は「警告反応期（心身に不調が現れ、それを自覚する時期）」から「抵抗期（心身の不調が消えたように感じる時期）」を経て、「疲憊期（ストレスに対する抵抗力がなくなる時期）」へと移行していきます。人は一時的に頑張れても、ある一定期間が経つと、頑張れなくなることを支援者が知っておくことは必要です。

● 複数の遺族には、希望に沿う形で、**聴く距離感を区別化（医師同伴で相談・投薬／相談員・保健師で訪問／電話で危機時受理／見守り）**し、3 年にわた

アウトリーチの時期を見極めることは重要である。土足で踏み込むようなことは、被害者にとって二次被害になることもあるので、待つ姿勢が必要なこともある。

限られた人員で市民全体のフォローをする際には、希望や状況に応じて組織化し、ターゲットを定めてフォローすることが欠かせない。

り対応し続けました。

●事件後3か月前後から、**薬物混入した食品を食べた被害者を招いて薬物の症状と後遺症学習を地域で開催**しました。

知識は被害回復する際に重要である。全体で一緒に学び合うことが、住民全体のトラウマを癒す機会にもつながる。

（支援後の経過）　その地域に住むことに誇りを失い自己尊厳が傷つけられた被害地域住民が、傷ついた地域を地域メンバーで主体的に回復させようとすることで、魅力ある地域づくりを進めていきました。

（支援のポイント）
組織化機能を活用し、コミュニティ全体をサポートする

　本事例では、食中毒の原因をつくった犯人が誰かわからず、住民同士で疑心暗鬼になっていきました。このような状況で、互いに相談することをためらう住民が多くいました。そこに、保健所として「相談室だより」を発信し続けたことは、住民がいつでも声を聴いてもらえる場所として機能しました。その存在があるだけで救われた住民もいたと考えられます。

　事件や災害後は、その影響が長期に及びますが、より深刻な影響を呈する群が出てきます。住民全体に対してポピュレーションアプローチ※9も大切ですが、メンタルヘルス不調をきたすリスクが高い人々に、ハイリスクアプローチ※10を行っていく姿勢も必要です。そのためには、適切な住民の組織化を行うことが求められています。

　なお、注意しなければならないことは、そこで支援する人々も生身の人間であり、疲弊してくるということです。支援者にも住民のトラウマは伝染することを知り、支援者支援※11の必要性を認識しておくことが必要です。

※9　ポピュレーションアプローチとは、集団全体に対して健康になれる取り組みを行い、全体として少しずつ健康リスクの要因を軽減させることを指します。

※10　ハイリスクアプローチとは、高ストレス者等に対して個人ごとのアプローチを行うことを指します。

※11　支援者支援とは、支援者の支援を指します。支援者は、対人援助のトレーニングを受けていますが、大惨事の場合、そのストレスは甚大であるため、本来の適応能力では対処しきれないまでの衝撃を受け、疲弊してしまう場合があります。

- -
◆組織化機能（organization）

　地域で起こった事件や事故、災害は、コミュニティ全体を飲み込みます。湖に石を投げると波紋が広がるように、一気に恐怖や怒り、その地域で起きてしまった恥辱の感情が伝染していきます。広範な地域で起こった事件や事故、災害に対して、被害者だけではなく、その地域や人々の集団をニーズに合わせてケアする対象として包括的に対応していくことが欠かせません。

DVの子どもへの影響
——子どもの「痛い」が視えた

- 眉間に深い縦じわを寄せて不安そうな表情の1歳2か月児と2歳児
- 聞き分けがよい反面、激しく母親に噛みつく攻撃性を現す2歳児
- ほかの子どもたちを突き飛ばし、顔や身体を蹴飛ばす行動を繰り返す3歳児
- 母親の髪をつかんで引きずりまわす5歳児
- 母親に代わりひたすら弟妹の世話をする6歳児
- ぼーっとした状態になることが多いと語る（解離している）6歳児
- 突然火がついたように怒り始め、机をほかの子どもたちに投げつけた7歳児
- 母親に自分の気分をぶつけ母親の行動を縛り、出勤を妨害する10歳児
- 落ち着きがなく、授業中に教室から逃走を繰り返す10歳児
- 些細なことで興奮し、母親に噛みつき暴力をふるい暴言を吐く11歳児
- 不登校になりひきこもる子どもたち（小学1年生から不登校、中学校はほとんど不登校という子どもは数限りない）
- 昼夜逆転した生活を送り、ネット依存になった15歳児

　これらは、私が出会った子どもたちの一部の例です。

　最近「面前DV」という言葉をよく耳にします。私が子どもの状況に気づいたのは30年くらい前です。当時、私は公的な一時保護施設で相談業務に携わっていました。母親と一緒に避難してきた子どもたちの多くは、聞き分けがよく、礼儀正しいのですが、無表情でした。そして、母親が新たな生活に踏み出し安心できる環境に移ったとたんに今までにない言動を現しました。暴れる、加害者と同じ口調で母親を罵る、難癖をつける、不登校になる、昼夜逆転になるといった行動をとるようになりました。当時は何が何だかわからず、母親がたしなめるとさらに攻撃的になるなか、母親や支援者は、ただ、ただ、嵐が過ぎるのを待つしかありませんでした。

　ところが、そんな子どもたちが、気がつくと数年後には学校に行き始め、落ち着きを取り戻し、人との関係を紡ぎ直し、社会生活を送り始めます。子どもたちは、心のけがを抱えながらも自分の力で混乱から脱して生き直しています。

　14歳で出会ってから8年、あいさつ以外言葉を交わすことのなかったネット依存だった子が、駅で私に声をかけ自分の近況をあれこれ話してくれたとき、人や社会としっかりつながり、生き抜いている様に驚くと同時に、彼の手を離さず見守り続けた母親を思い出し胸が詰まりました。

社会福祉士　石本宗子

part **9**

支援者に
起こることを
知る

1 支援者の
トラウマとなるもの

　どうして私たちは対人援助職になったのでしょうか。人にかかわりたい、助けたいという想いが、その動機にあることも多いものです。しかしながら、人にかかわる仕事によって、支援者が反対に摩耗してしまうことがあります。ここでは、支援者に起こるかもしれないトラウマを取り上げます。

　支援者が働いているなかでトラウマを負ってしまうことがありますが、その要因は大きく2つに分けられます。直接的なトラウマとしてワークプレイストラウマを、間接的なトラウマとして二次受傷をみてみましょう。

1 ワークプレイストラウマ（直接的トラウマ）

　ワークプレイストラウマは、職務のなかで支援者が直接的にトラウマを負うことがある出来事を指しています。トラウマを負うことのある場所はさまざまです。被害者支援の現場を問わず、さまざまな対象者の支援を要する対人援助の場で起こります。例えば、現場では次のような出来事に遭遇してしまうことがあります。支援者らの出来事に遭遇した際の反応や感情も一緒にみていきましょう。

【身体的暴力の例】
　虐待にあってきた子どもの直接的ケアにあたっているなかで、子どもから手加減なく思いっきり蹴られた。
〈そのときの反応・感情〉
　なぜ、私が蹴られないといけないのかと思い、腹が立った。しかし、身体的虐待にあってきた子どもゆえ仕方ないと自分を納得させた。
【言語的暴力の例】
　男性の性暴力被害者のサポートにあたっている際、何が気にふれたのかわからないが、会話中突然怒り出し、自分の対応をしつこく説教された。
〈そのときの反応・感情〉
　なぜ怒られたのか理由がわからなかった。何でそんなことまで言われなくてはいけ

ないのかと悔し涙が出た。その後、その被害者とはかかわりたくなかったが、ほかの職員に対応を代わってもらうわけにもいかず、避けるわけにもいかないので、神経過敏になっている。

【セクシュアル・ハラスメントの例】
　職場の上司とともに支援にあたることになり遠出した際に、突然手を握ったり、おしりを触られた。
〈そのときの反応・感情〉
　セクハラをする上司だと知っていたので、注意していたのに、自分が情けなかった。自分の対応が悪かったと考えると、ほかのスタッフには言えなかった。

　ほかにも、支援者が職務を遂行するなかで直接的に遭遇してしまう衝撃的な出来事は図表9─1にあげているように多数にのぼります。被害者自体が悪いわけでは決してないのですが、身体的暴力や言語的暴力、セクシュアル・ハラスメントのほか、被害者相談をたらい回しにされ不適切な対応が続いた結果、被害者から威嚇行動等が出てしまう場合もあります。また、小さい頃に虐待体験があった人がつらさを紛らわす手段として行った自傷行為に遭遇してしまうこともあるかもしれません。救援者が、火災現場で殉職してしまい、その死を自分ごととしてとらえてしまうようなこともあるかもしれません。

　このような出来事に遭遇した際に、出来事にもよりますが、専門職としてかかわっている支援者だとなおさら、ほかの職員に、そのことを打ち明けるということをためらうこともあります。また、そのようなことで動揺している自分が情けなく、周囲に打ち明けられない自分に罪悪感をもつこともあります。勇気を出して、同僚や上司に出来事を話したとしても、よくあることだからと一蹴されてしまうこともあり、そうすると一人でさらに抱え込んでしまいます。支援の現場での守秘義務のために、自分の家族等にも共有することができず、自身のなかで悩み苦しむことになるのです。

図表9─1　支援者が職務中に遭遇する衝撃的な出来事

身体的暴力	殴られた、蹴られた、首を絞められた、ひっかかれた、髪をひっぱられた、かみつかれたなど
威嚇行動・器物破損	テーブルや壁を叩く、にらみつける、大声で怒鳴りつける、物を投げるなど
言語的暴力	中傷・脅迫・著しいあるいは執拗な非難など
セクシュアル・ハラスメント	性的表現を含む言葉によるもの、行動によるもの
目撃	患者・利用者の自殺、自殺未遂、自傷行為を身近に体験
死	同僚が勤務中に死亡または大けがをした体験

2 二次受傷（間接的トラウマ）

　二次受傷は、職務のなかで、支援者が間接的にトラウマを負うことがある現象を指しています。定義としては、「他人が経験した悲惨な出来事を知ることによって、二次的なトラウマ症状を呈するが、精神障害までには至らないストレス反応」とされるものです。

　毎日至るところでトラウマティックな出来事が起こり、それに伴って被害者が生み出されていますが、支援者は、何らかの形でそのサポートに携わることになるわけです。当然、各職種が専門的な知見のもとサポートを行っているのですが、支援者がトラウマになるような出来事に直接的には遭遇していなかったとしても、被害者のトラウマが「感染」したかのような状況に陥ることがあります。まずは事例をみてみましょう。

> **【子どもにも被害が及ぶ不安に襲われるＡさんの例】**
> 　Ａさんは、子どもの被害ケースを複数担当しています。日々、被害ケースに接していることから、仕事以外で被害ケースのことを想起することがおっくうとなりニュース等を積極的に見ることを避けてきました。しかし、あるとき性被害のネットニュースが目に入り、突如として、「私の子どもは、大丈夫かしら？　最近引っ越してきた人は、挙動不審だったわ。あの公園の茂みは危ないのでは？」と必要以上に子どものことが不安になってしまいました。
>
> **【上司がどうせわかってくれないと頑なになるＢさんの例】**
> 　Ｂさんは、DV被害者の支援をしています。DV被害者に寄り添おうと何度も何度も面談を繰り返してきました。しかし、そのDV被害者はなかなか前向きに次の生活を考える風にはならず、「どうせ私の気持ちなんてわからないんだから」とＢさんに捨てゼリフを言ってこの間も癇癪を起こしました。Ｂさんは、その報告を会議でしたのですが、話すなかで上司から「要領を得ない」と言われ、「どうせここの上司たちは私の気持ちなんてわかってくれない」と思うようになりました。
>
> **【むやみに残業をするＣさんの例】**
> 　Ｃさんはたくさんの犯罪被害者のケースを民間団体で担当しています。ケース記録等に追われる日々です。最近は、ケースの対応が夕刻に終わってから記録を書くこともあり、家庭も顧みず深夜まで職場に残っています。休日は家に持ち帰って記録をつけているようです。自分しかわかってあげられる人はいないと思い、一生懸命向き合っているようです。夜間、カフェイン等の飲量が一気に増えました。目薬も手放せません。疲れはたまる一方ですが、最近では、夜に仕事をしていないと違和感を覚えるようになり、無駄に夜に職場にいることも多いようです。

　上記であげた例は「二次受傷」の例です。

　トラウマを抱えた人にかかわるということは、そこに共感し関与していくことを指します。しかし、共感するために、その痛みを一部受け取ることにもなり、自分自身の気持ちや、空間、時間のコントロール感がうまくはたらかなく

なるのです。トラウマを抱えていない人にかかわることと比べて、支援者側のメンタルヘルスに好ましくない影響を与えることがあるといわれています。これらの二次受傷は、トラウマ経験のある人とかかわるセラピストの6〜26%に起こるといわれています[1]。

　二次受傷は、起こるか起こらないかの問題ではなく、いつ起こるかの問題であり、二次受傷を負った支援者は自身の心身に影響が及ぶだけではなく、二次被害を起こす危険があるといわれます[2]。また、二次受傷はバーンアウトを引き起こす要因になるともいわれています[3]。つまり、支援者にとって二次受傷は大変身近な問題であり、被害者の再トラウマ化を減らすためにも、意識をしておくべき事項の1つなのです。

　なお、「二次受傷」は二次的に受傷することの総称ですが、そのほかの言葉として、「二次的外傷性ストレス」「共感疲労」「代理トラウマ」「代理受傷」等といった同義の言葉もあります。それらの言葉の定義も補足しておきます。

「二次的外傷性ストレス」：STS（Secondary Traumatic Stress）と略されるものです。これは、「重要な他者がトラウマとなる出来事を体験したと知った結果起きる、自然な行動や感情であり、これはトラウマを受け苦しんでいる人を支える、支えようとすることにより生じるストレス」とされます。

「共感疲労」：「トラウマケアの仕事をこなす力の中核となるものは、人を思いやり感情移入できるような能力であり、私たちの能力の中核はその仕事をするがゆえに傷つく」ことを指し、近年、海外ではよく使われる言葉です。

「代理トラウマ」「代理受傷」：「傷ついたクライエントに対して支援者が共感的なかかわりをもつことで生じる支援者の内面的な経験における変化」を指しています。

　これらの言葉の背景や成り立ちは違いますが、支援者が二次的なトラウマによって傷ついてしまうという点で同じことを意味しています。

2 支援者の
トラウマの現れ方

　前述でみてきたような支援者のトラウマの影響は、多様な形で現れることが
あります。

　まずは、それぞれ、以下のような項目が自分にあてはまるかチェックしてみ
ましょう。

☐　かかわっている被害者が出てくる夢や、悪夢をみる

☐　喪失感や怒り、ショックや悲しみといったような強い反応や感情が出てくる

☐　感情が麻痺したような感じになる

☐　絶望や希望をもてない感覚になる

☐　意味を見失う

☐　容易に圧倒される感覚が伴うようになる

☐　ニュースや映画、小説などで、暴力に敏感になり、そのような場面を避けよう
　　とする

☐　支援者の信念（安全感、信頼感、自尊感情、親密感、コントロール感）が変化
　　してしまった（思考例：どこも安全なところはなく、人は信じられず、人々は残
　　虐だから、私がコントロールしなければならない。でないと自分がコントロール
　　されてしまう）

☐　親密を避けるようになる

☐　被害者にかける時間も余力もないかのように感じる

☐　他者と疎遠になる

☐　冷笑的になったり悲観的になる

☐　一緒に働いている人々への敬意が払えなくなる

☐　性的活動に楽しみを見出せなくなる

☐　家族や友人と仕事について話すことができないと感じる

☐　仕事についてばかり話していると感じる

☐　危険の感覚が強くなった（安全感の減退）

☐　自分の子どもや家族の安全が保たれないと不安を感じるようになった

☐　病気や、疲労感や痛み・苦痛を感じることが多くなった

☐　欠勤が増えた

☐　仕事や家庭の線引きや時間の使い分けで問題が生じるようになった

☐　自己決定をしたり、選択肢をあげることが難しい

☐　生産性が下がった

☐　仕事への意欲が減退した

☐　自尊心が下がり、仕事においても自己有用感が下がった
☐　人を信じることができない
☐　一人で過ごす時間への関心が減った
☐　自分たちの経験を振り返る時間がなくなった

出典：Saakvitne, K. W., Gamble, S., et al., *Risking Connection : A Training Curriculum for Working with survivors of Childhood Abuse*, Sidran Institute, p.3, 2000.　より一部抜粋

いかがだったでしょうか。これらの項目はすべて支援者がトラウマを負ったときに出てくることがあるかもしれない症状の一部です。大きく、3つの面に影響が生じるとされています。

図表 9−2　トラウマを負った支援者に及ぼす影響

身体	筋骨格系の痛み、かゆみ、頭痛、不眠や悪夢、胃腸の不調感覚の鈍麻、食欲不振・過剰　など
思考	悲観論、最悪の事態を予期する 否定的な意味づけをしてしまう　など
感情	イライラ、感情コントロール困難、感情鈍麻 絶望、希望がなくなる 無力感、心が折れやすくなる 自尊心の低下　など

　二次受傷とは、支援者が、トラウマを負った人に共感し、ケアを行えば行うほど、そのことによって生じる不可避のストレス反応です。何かしらの支援者のトラウマが生じても全くおかしいことではないのです。むしろ、何もないほうが不思議なくらいです。

　前記の項目を読み上げてみて、自分が職務に従事するなかで生じていることがあれば、その兆候や症状もメモしておくとよいでしょう。自分自身をケアする際にどの部分をケアしたらよいかの参考になります。この結果を信頼のおける同僚と共有し合ったり、定期的にリストをチェックしてみることもよいといわれています。

　二次受傷の状況を知るためのツールとしては、ProQOL5（日本語版）もあります。トラウマを負った人にかかわるうえでのネガティブな面とポジティブな面を測ることができます。以下から無料でダウンロードできます。

https://www.researchgate.net/publication/305449612_Pro_QoL-Japanese_version-V

3 支援者の トラウマの予防

　今まで、支援者が疲弊をしてしまうと、「もともと何かもっていた人だから」や「真面目すぎたのよ」と、自己責任論にもっていく傾向がありました。しかし、前述でみてきたように、トラウマにからむ支援者の疲弊は、トラウマを負った人のトラウマから直接的あるいは間接的に生じた影響なのです。もちろん、個人の要因もあることはありますが、それ以上に、組織の要因や、仕事の内容によって、支援者への影響は甚大になります（図表9―3）。

図表 9―3　仕事、個人、組織の要因と支援者の傷つき

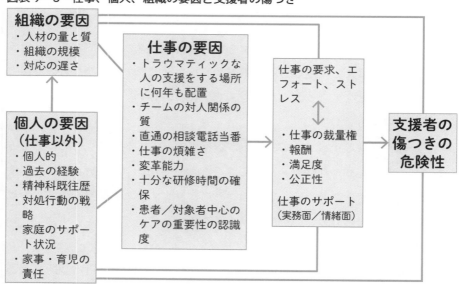

資料：Dasan, S., Gohil, P., Cornelius, V., Taylor, C., *Prevalence, causes and consequences of compassion satisfaction and compassion fatigue in emergency care : a mixed-methods study of UK NHS Consultants*, Emerg Med J, 32（8）pp.588～594, 2015. をもとに筆者作成

　支援者のトラウマに対して、未然にその影響が進行することを意識することが欠かせません。支援者のトラウマに対してできることを2つ（セルフケア、組織としての体制づくり）に分けて考えます。

1 セルフケア

　トラウマを負った人の支援で、被害者らの回復していく姿から、支援者が、勇気や力をもらうことがあります。だからこそ、支援を続けることができるのです。しかし、かかわることで支援者自身が傷ついてしまうことも事実です。そのリスクを意識し、リスクマネジメントの視点を個々がもつことが求められています。part1 で 4R についてふれましたが、はじめの 2 つの R と一緒で、トラウマの影響を理解し、トラウマのサインに気づくことが大切です。

　トラウマのサインに気づいたら、意識してセルフケアを強化することが求められます。そのためには、日頃から、自分の望ましい対処行動を考えておくことも必要です。体のセルフケアも大切ですし、心をリラックスさせるセルフケアも意識して行うことが大切です（図表 9―4）。

図表 9―4　傷つきに対して個人でできること

体のセルフケア	心のセルフケア
―規則正しい食事（例：朝食、昼食、夕食） ―健康的な食事 ―運動 ―健康維持のために定期的に医療にかかる ―必要なときに医療にかかる ―体調の悪いときには休む ―マッサージを受ける ―身体的なアクティビティ（ダンス、水泳、ウォーキング、歌） ―性的になる時間をもつ ―十分な睡眠をとる ―好きな服を着る ―休暇をとる　など	―自分を振り返る時間をとる ―カウンセリング（SV）を受ける ―日記をつける ―仕事と関係ない本を読む ―日帰り旅行や小旅行をする ―電話やメールへの返事を一時ストップする ―専門や業務と関係ないことをする ―生活のなかのストレスを減らす ―自分の考えや感覚に意識的になる ―自分の異なる側面についてほかの人に知ってもらう ―知的活動をする（例：美術館、歴史探究、映画鑑賞） ―あえてほかの人から何かをしてもらう ―好奇心をもつ　など

　トラウマケアを行うセラピストが過去 6 か月で役に立ったと思うセルフケアの項目を調べた調査[4]がありますが、その上位 10 位は、1 位から、休暇をとった、人と親しく交わった、同僚からの心理的支援、娯楽で読書、難しいケースに対してコンサルテーションを受けた、関連する専門文献を読んだ、就労時間内に休憩を入れた、友人や家族からの心理的支援、子どもと過ごした、音楽鑑賞でした。

　疲れてしまったとわかったときに、あるいは、そのリスクを察知したときに、まず休暇をとって、トラウマケアから離れることが重要であり、また、ほかの

人との情緒的交流、さらに読書や研修、ケースの助言によって、専門職としての技術の向上も、セルフケアとしては重要とされているようです。

なお、セルフケアが機能しないで二次受傷の危機にいるときの人の状態としては、例えば、イライラする・極度に早口になる・無口になるなど、人によって限界を超えたときの「サイン」があるといいます。支援者同士で日頃から様子を常にチェックしておき、相手に「疲労の兆候」を伝え、適宜、アドバイスをもらえるようにしておくことも重要です。

日々のセルフケアの前提として、「自分ですべてやろうとするのは無理」であることを理解し、自分の限界を知り、ペースを守って支援にあたることが望まれます。

2 組織としての体制づくり

支援者のトラウマへの対応として、4Rの後ろの2つの、トラウマに配慮した対応によって、再トラウマ化を予防する視点も大切です。

支援者のトラウマの際には、とりわけ、専門職ゆえに孤軍奮闘してしまうことが問題の1つです。そのため、トラウマのリスクを感じたときには、人とつながり、人に早期に相談してみる姿勢が欠かせません。とにかく支援者が孤立しないことが大切です。しかし、それは一人ではできないので、組織の体制として整えていく必要があります。組織の体制を構築する視点として、❶「並行プロセス」の理解、❷トラウマに対抗する職場環境づくり、❸チームづくりをあげたいと思います。

❶「並行プロセス」の理解

支援者のトラウマは、トラウマを負った人のトラウマの影響が及んだものだと解説してきました。実は、被害者から受けたトラウマの影響は、支援者に影響し、その支援者への影響は、組織全体にも伝染していくことが知られています。互いに関連していることを並行プロセスと呼びます（図表9—5）。

p.190で、「上司がどうせわかってくれないと頑なになるBさんの例」をあげました。

この例でいうと、DV被害者が吐き捨てる言葉、「どうせ私の気持ちなんてわからないんだから」から漂うのは、被害者の「無力感」です。熱心に共感して関与しても被害者に伝わらない状況で、支援者にいつの間にかその無力感の影響は伝染し、「どうせここの上司たちは私の気持ちなんてわかってくれない」

と支援者自身が無力感を抱くのです。被害者の「無力感」が連動したといっても過言ではありません。

　支援者は、その後、もしかしたら、身近な同僚には、上司のわかってくれなさを伝えるかもしれません。そのような状況が周囲にも蔓延して、組織全体が「何をやってもしょうがない」といった無力感に覆われ行き詰ってしまう可能性もあります。

　無力感を例にあげて説明しましたが、このような被害者と支援者、そして組織が連動し合うことがあります。そのことを意識しておくことは大切です。被害者－支援者－組織の関係がつながっているからこそ、組織全体でトラウマインフォームドな実践に変わっていくことが、そこで働く職員に、ひいては、そこでサポートを受ける被害者の利益につながっていきます。組織にとっても、被害者が恩恵を受けることで回復が早まることは、効果的な支援を提供していることでもあり、組織の評価向上にもつながるのです。

図表 9－5　「被害者－支援者－組織」の並行プロセス

被害者	支援者	組織
・安全でないと感じる ・攻撃的 ・無力 ・希望のない ・過覚醒 ・断片化 ・圧倒された ・混乱した ・うつ状態	・安全でないと感じる ・懲罰的 ・無力 ・希望のない ・過覚醒 ・断片化 ・圧倒された ・混乱した ・士気が落ちた	・安全でないと感じる ・懲罰的 ・行き詰った ・使命のない ・危機的 ・断片化 ・圧倒された ・無価値 ・方向性のない

被害者と支援者、そして組織の状態は、関連し合う

資料：Bloom, S.L. & Farragher, B., *Restoring Sanctuary : A New Operating System for Trauma-Informed Systems of Care*, Oxford University Press, pp.29 ～ 30, 2013. をもとに筆者作成

❷ トラウマに対抗する職場環境づくり

　支援者のトラウマに毅然として対応していく姿勢が、組織には求められていますが、具体的にはどのように支援環境を整えていったらよいのでしょうか。

　パールマン（Pearlman, L. A.)は、トラウマの支援の理想的な活動環境として、次のような事項をあげています。

・支援者は十分な休養・休息をとることができること。
・支援者が担当する被害者の数を対応可能範囲内にとどめること。

- 支援者は有資格者・有経験者からの十分なスーパービジョン（SV）が受けられること。
- 組織は被害者のトラウマ体験の深刻さとその影響を理解していること。
- 組織は支援者に二次受傷のサインがみられないか常に気を配っていること。
- 組織は定期的な研修を行っていること。
- 支援者は長期休暇をとることができること。

出典：Pearlman, L. A., Saakvitne, K. W., *Trauma and the Therapist : Countertransference and Vicarious Traumatization in Psychotherapy with Incest Survivors*, W. W. Norton & Company, pp.588 ～ 594, 1995.

負担の少ない環境づくり

　もちろん、機関によって職員の数も違えば、どのような支援を行うかも違いますが、休養・休息はちゃんととれるように組織が対応すべきです。また、被害者対応をする際に、例えば、担当するケース数を限定することや、支援者の安全のために2人体制での訪問や面接にし、面接時間や場所、面接終了の基準等のルールを決めておくことは大切です。

　スーパービジョン体制を整備したり、特に身近な人と話すことができたり、先輩とも話すことができる環境設定もあると、なおさらよいです。トラウマインフォームドアプローチの6つの原則（p.22参照）にピアサポートの重要性があげられていましたが、支援者のトラウマにもピアの存在は有効です。職場でそのような仕組みがあるのとないのでは大きな違いです。

　組織自体が、トラウマ体験の深刻さや影響を理解しておくことは欠かせません。ラインケアとして、労働者の不調のサインを組織的にみることができるようにする必要があります。二次受傷のサインにも周囲が気づくことで、対応がスムーズにいくことも多いです。

　そもそも、治療や支援の限界設定を被害者と話し合いできるように支援者教育をしておく必要もあります。誠実に対応していたとしても、訴えられたり、苦情の嵐がくるときもありますが、そのときには専門家に法律相談ができる体制が構築されていると、支援者の安心感は増します。

ワークライフバランスの確保

　支援者の傷つきを防止・軽減するためには、「ワークライフバランスの確保」も大切な視点の1つです。これはトラウマケースを多数担当しているか否かにかかわらず、支援者が長く元気に働き続けるために重要な視点です。「ワーク（仕事）」のなかでは、研修の機会を保障することが大切です。被害者支援は、司法の制度から、治療の知識、自分の地域の条例等施策の動きまで熟知して支援にあたることが二次被害を減らすことにつながります。そのような知見を学べる研修受講機会も確保し、知識やスキルを獲得できるよう、職場として支援

するのです。もちろん、職場として、職員の定期的な健康チェックやストレスチェックを通じて、職場環境の改善に努めることも組織の課題です。

また、休暇の取得や、遅めの出勤、早めの退勤などが、柔軟にできる体制を組織が構築していないと、職員は自分でセルフケアをしたいと思っても休むことができません。職場で働き続けることができる体制を検討すべきです。

なお、直接的な暴力（ワークプレイストラウマ）については、職場で出来事報告シート等を作成して、トラウマティックな出来事を明るみに出し、職場として対応していく視点も大切です。そして、トラウマとなるような出来事に遭遇してしまった際には、職員を医療につなげ、いったん、出来事が起こった場所を離れさせるなど、職場としての個別の配慮と対応が求められています。

❸ チームづくり

最近、医療や福祉の現場でも、チームで支援するという考えが取り上げられるようになって久しいですが、トラウマを負った人についてチームでかかわることは、どのような意味があるのでしょうか。

チームでかかわるメリット

多くの者がチームでかかわるという特性を考えたとき、基本的に、①実際に顔を合わせて意見交換ができる、②チームメンバーが相互に影響し合う、③チームに属しているという意識がもてる、④チームメンバーで目標や課題を共有できる、ということがあげられます[5]。チームでかかわるということは、一職種ではみえなかったり見落としてしまいそうな問題点をほかの職種がかかわることで、違った視点からとらえ、確実に把握することにつながります[6]。

今まで長年トラウマの治療をチームで行ってきた前田[7]によると、チームでかかわる第一のメリットに、支援者個々人の不安や責任が軽くなることをあげています。絶えずチーム内で討議を行うことができるので、支援に際し、どのような方法が現実的かを十分に検討することが可能であるというのです。まだまだ制度も十分ではなく、支援の方法論が確立していないトラウマの支援では、その状況に応じて、必要なケアのあり方を検討していかなければならず、だからこそチームで検討していく意味があるのです。

自分の気持ちを共有し、二次受傷を防ぐ

また、協同でかかわることで、結果的に、職員一人で対象者のケアを抱え込んでしまい二次受傷やバーンアウトを引き起こすということも避けることができます。実際、二次受傷を防ぐためには、被害者支援にかかわるなかで自分の希望や士気の低下が起こってしまった嘆きを声に出すことがよい[8]といわれて

います。そのような自分の気持ちは、日頃から信頼関係ができたチームのなか
であればまだ容易に共有できるのではないでしょうか。被害者を中心に、それ
ぞれの被害者に必要な関係者が集いチームをつくって横でつながる体制構築が
求められています。

（引用文献）

1） NCTSN「Secondary Traumatic Stress」（https：//www.nctsn.org/trauma-informed-care/secondary-traumatic-stress/introduction）
2） 大澤智子「第8章 二次受傷から身を守るために――支援者の傷つきを考える」藤森和美編『被害者のトラウマとその支援』誠信書房，2001．
3） Neumann, D. A. & Gamble, S. J., *Issues in the professional development of psychotherapists : Countertransference and vicarious traumatization in the new trauma therapist*, Psychotherapy, 32（2），pp.341~347, 1995.
4） B. H. スタム編，小西聖子・金田ユリ子訳『二次的外傷性ストレス――臨床家，研究者，教育者のためのセルフケアの問題』誠信書房，p.52，2003．
5） P. W. コリガン・D. W. ギフォート編，野中猛監訳，柴田珠里訳著『チームを育てる――精神障害リハビリテーションの技術』金剛出版，p.6，2002．
6） 全国精神保健相談員会編，田中英樹編著，天野宗和・水谷孝之・三品桂子『地域精神保健実務実践シリーズ 第3巻 精神保健相談』萌文社，p.349，1995．
7） 前田正治「輸送災害被災者に対するメンタルヘルスケア――2つの重大事故への関与から」『精神科治療学』第16巻 第11号，pp.1201～1206，2001．
8） Clark, C., Classen, C. C., et al., *Treating the Trauma Survivor : An Essential Guide to Trauma-Informed Care*, Routledge, p.133, 2015.

二次被害・二次加害を起こさないために

　諸澤英道による著書『被害者学』にもあるように、被害経験は、さまざまな心身の苦痛を被害者のその後の社会生活に与えます。さらに不安や恐怖、失望などの精神的、感情的被害にも見舞われます。これらはすべて一次被害の一部です。この経験により、被害者は社会生活に必要とされる自己決定などが難しくなり、日常生活に支障をきたし疎外感が強化されてしまいます。その結果、さまざまな生活場面においても、精神的困難さが繰り返され、被害体験に囚われざるを得ない状況を二次被害といいます。

　二次被害の影響で、自分が経験した被害と類似した事件などに敏感に反応しやすくなります。被害情報にふれるたび、怒りや悲しみなどの感情が誘発されるのです。専門職による支援は、おおむね「今、ここ」にフォーカスすることが多いため、支援者側としては、苦しい過去に舞い戻ってしまう懸念を抱くかもしれません。

　そして、怒りはパワフルなエネルギーであるため、周囲を否応なしに巻き込みます。何かとネガティブな感情として解釈される怒りという感情ですが、生き延びるために捻出しているエナジーと解釈すると創造的になります。また、怒りは二次的な感情と位置づけられるため、傷つきや自尊感情の低下、悲嘆、わかってほしいという願いが叶えられない現実社会に対する苛立ち、時に自責の念などを含めたさまざまな感情が複雑にからまり合います。来る日も来る日もネガティブな感情に左右されるため、怒りというエネルギーを生きる力にせざるを得ないのです。一見、生活が安定しているかのようにみえる場合でも、怒りや悲嘆の放出は起こり得ることなのです。

　もしかしたら、被害にあう以前からトラウマを抱えていたかもしれません。生きづらさゆえに対人関係の危うさや、トラブルに巻き込まれやすい一面をもっているかもしれません。しかし、被害にあった責任はあくまで加害者にあります。被害者の落ち度を問題視することは、二次加害につながるでしょう。

　支援者は、いつの間にか理想的な被害者像というファンタジーに侵食されているリスクがあります。被害者の背景や属性の一部について、自らの限られた経験や知見で、アセスメントと称した決めつけを行っていないでしょうか。最も重要なのは、専門職の知識でも経験でもなく、目の前の被害者が感じている世界観を知ろうとすることです。ケースを俯瞰的にとらえることも重要ですが、その前に必ず「understanding」つまり、被害者のもとに降りていくことなくして、理解も支援も始まらないのです。専門職としてアセスメントする際、ストーリーをともに追体験するというプロセスは欠かせません。それだけ他者の人生、その文脈に起きた出来事を理解するということは、容易ではないことなのです。二次被害・二次加害という視点は、専門職が自らの優位性や特権性を適宜、微調整し被害者に最適化させているかどうかを問うリトマス試験紙と考えられるのではないでしょうか。

菅原朋子

（参考文献）
・諸澤英道『被害者学』成文堂, pp.214～215, 2016.

■ 活用にあたって

　被害者等への支援は、多機関、多職種がかかわるため、多数の知らない用語に出会います。以下の用語集は、法務省、警察庁、学識経験者、犯罪被害者等支援の専門家などが公式見解として出しているものを参考に作成したものです。

　ただ、支援の場で実際にこれらの用語を使用するためには、自らの言葉でシンプルにわかりやすく説明できるように準備しておく必要があります。わからない言葉に出会ったら、そのつど調べる習慣をもつことをおすすめします。

■ 医療福祉心理等に関する用語

急性ストレス障害（ASD）	アメリカの診断基準 DSM-5では、心的外傷を体験した後、3日後から1か月以内に生じる悪夢やフラッシュバック、回避、覚醒亢進などの症状が出現し、生活に悪影響を与えている場合に ASD と診断される。
遷延性悲嘆症（複雑性悲嘆）	死別後のさまざまな反応は正常範囲を含めて悲嘆と呼ばれる。悲嘆の症状の程度や持続期間が通常認められる範囲を超えた場合に複雑性悲嘆と呼ばれてきた。近年の診断基準 DSM-5-TR や ICD-11で prolonged grief disorder という正式名称となった（公式な日本語訳は未定）。
境界性パーソナリティ症	対人関係が不安定となり、見捨てられるという不安が強くなると自殺企図などの行動を起こす。小児期の虐待被害体験などとの関連が指摘されている。
過覚醒症状	警戒感が非常に高まり、イライラしたり、不眠となったりする状態を指す。
解離	起きているにもかかわらず、自分の意識が自分から切り離された状態になること。被害体験の際の出来事を思い出せない等、心的外傷に関連して生じることが多い。
感情麻痺	感情の動きが外見上観察できない状態のこと。ぼんやりしている、あるいは冷静であるように見えることもある。実際には解離していたり、現実を現実として認識できない離人と呼ばれる状態であったりする。
抗うつ薬	うつ病、うつ状態に対して使用される薬物の総称のこと。選択的セロトニン再取り込み阻害薬（SSRI）、セロトニン・ノルアドレナリン再取り込み阻害薬（SNRI）が代表的な抗うつ薬である。

抗不安薬	元来は不安に対する薬物を指すが、現在ではほぼベンゾジアゼピン系抗不安薬を指す用語である。SSRI や SNRI のような抗うつ薬も抗不安作用をもっており、不安に対しても処方されるが、抗不安薬とは呼ばれないので注意が必要である。
気分安定薬	うつ状態、躁状態の両方に作用して、気分の変動の幅を狭める目的で使用される薬物の総称のこと。バルプロ酸、炭酸リチウムが代表的な薬物である。
選択的セロトニン再取り込み阻害薬（SSRI）	現在うつ病やうつ状態、パニック症をはじめとする不安症、心的外傷後ストレス症（PTSD）、強迫症などに第一選択として用いられる薬物である。初期に嘔気などの副作用を認めることが多いが、それ以外の副作用は少ない。
セロトニン・ノルアドレナリン再取り込み阻害薬（SNRI）	セロトニンのほかにノルアドレナリンにも作用を及ぼす薬剤である。臨床上は SSRI とほぼ同じように使用されている。
持続エクスポージャー療法（Prolonged Exposure：PE）	トラウマ焦点化心理療法の 1 つ。心的外傷体験について、イメージや現実場面での曝露を行うことで症状改善を図る。
認知処理療法（Cognitive Processing Therapy：CPT）	トラウマ焦点化心理療法の 1 つ。心的外傷体験と関連する否定的認知を取り上げ、変化させることで症状改善を図る。
系統的脱感作法（Systematic Desensitization：SD）	行動療法の 1 つ。不安の対象を階層化して点数化し、点数の低いものから曝露に取り組んでいく。
性暴力被害者支援看護職（Sexual Assault Nurse Examiner：SANE）	性暴力を受けた被害者の専門的な看護ケア（心身の傷のケアや二次被害を避ける等の適切なケア）を提供できる看護師・助産師・保健師を指す。
バーンアウト	燃え尽き症候群ともいう。心身のエネルギーを使い果たし、物事を実行することができない状態のこと。
組織トラウマ	組織の非効率的な状況や、職場内の取り決めによって機能不全的な行動パターンができ、それが組織の長期的な発展に否定的な影響をもたらし存在を脅かす状態を指す。
トラウマレンズ	トラウマの心身の影響は見過ごされやすく誤解されやすいため、トラウマの知見に基づいた見方をすることをレンズに例えた言葉である。海外ではトラウマインフォームドレンズともいう。
心理的安全性	組織等のなかで、自分の考えや感情を安心して率直に発言できると感じられる状態のこと。被害者支援においても、被害者が自分の考えや感情を気兼ねなく伝えられるように環境を調整することが重要である。

緊急避妊ピル	望まない性行為から72時間以内に服用することで、妊娠を防止できる。ただし100％ではないといわれている。また、吐き気、嘔吐などの副作用がある。万が一吐いてしまった場合は薬の効果がなくなるため、処方してもらった医療機関で相談する。
強姦神話	①若い女性だけに起きる、②挑発的な服装が強姦を招く、③抵抗すれば強姦は防げる、加害者一人の力では実行不可能である、④たいていの強姦は衝動的なものである、⑤強姦の加害者は見ず知らずの人である、⑥強姦の加害者は異常者である、など一般に信じられていること。いずれも根拠がないことが証明されている。 資料: 小西聖子『増補新版 犯罪被害者の心の傷』白水社，2006．をもとに筆者作成
性感染症（STI）	性的接触で感染する病気のこと。ウイルス、細菌などが性器、泌尿器、肛門、口腔などに接触することで感染する。HIV、梅毒、クラミジア、淋病、尖圭コンジローマなどがある。感染してから抗体ができあがるまでの間を「ウインドウ・ピリオド」といい、数週間から数か月かかる。そのため、直後の検査で陰性であっても、6〜8週間後に再検査をする必要がある。全国どこの保健所でも匿名・無料でHIV検査が受けられ、保健所によっては梅毒、クラミジア、肝炎なども同時に検査できるところがある。 警察署に強制性交等罪や強制わいせつの相談をしたり被害届を出すと、証拠採取とともに、初診料、緊急避妊ピルの処方や、性感染症検査の費用、診断書料、人工妊娠中絶などの助成を受けられる。
自助グループ	何らかの共通の体験により、困難を抱える者同士が自発的なつながりで結びついた集団のこと。問題をわかち合い、問題を乗り越えるために支え合う。
生活福祉資金貸付制度	低所得者、高齢者、障害者などの生活を経済的に支え、その在宅福祉と社会参加の促進を図ることを目的とした貸付制度のこと。地域の社会福祉協議会が窓口である。
二次的外傷性ストレス	「二次受傷」「共感疲労」「代理受傷」「外傷性逆転移」などと呼ばれている現象の１つを指す。「外傷体験を負った人の話に耳を傾けることで生じる、被害者と同様の外傷性ストレス反応」である。無力感、困惑、孤立無援感などが知られる。 対処法や予防法として、一人で抱え込まず、スーパービジョンを受けられる環境をつくること、自分なりのリラクセーション方法をもつことなどがある。 資料：小西聖子編著『犯罪被害者のメンタルヘルス』誠信書房，2008．

グリーフ	身近な人の死や、大切なものを失くしたときなどに経験すること。いろいろな気持ちになったり、いろいろな考えが浮かんできたり、身体が動かなくなったりすることがある。「自然で健康的な反応」（グリーフサポートせたがやのチラシ「哀しい別れ　心の痛み　ひとりで抱えていませんか？」）である。
LGBTQ＋	L（レズビアン、女性同性愛者）、G（ゲイ、男性同性愛者）、B（バイセクシュアル、両性愛者）、T（トランスジェンダー、性自認が出生時に割りあてられた性別とは異なる人）、Q（Queer（クイア）やQuestioning（クエスチョニング）の頭文字をとった言葉である。クイアは、もともと「不思議な」「風変わりな」などを示す言葉で、どちらかというと侮蔑的な言葉だったが、現代では規範的な性のあり方以外を包括する言葉としても使われている。クエスチョニングは、自らの性のあり方について、特定の枠に属さない人、わからない人などを表す言葉）など性的マイノリティの総称のこと。

■ 司法等に関する用語

被害者連絡制度	殺人などの身体犯や重大な交通犯罪の場合、警察における被疑者検挙までの捜査の状況や逮捕被疑者の処分状況などについて、連絡する被害者通知制度がある。
告訴	被害者等が捜査機関に対し、被害事実を申告し犯人の処罰を求めること。
告訴期間	親告罪の告訴期間は犯人を知ってから6か月以内とされている。性犯罪は2017年の刑法改正により非親告罪となった。
被害者参加制度	2008年に導入された制度で、対象事件の場合、被害者が「被害者参加人」という特別な立場になり、被告人に質問したり、求刑についての意見を述べたりできるようになった。何をするかは被害者が選べる。被害者参加弁護士が代理人として被害者の想いを形にすることもできる。
検察官の説明義務	刑事裁判に被害者参加人として参加する場合、被害者は検察官に刑事訴訟についての意見を述べたり質問をすることができる。検察官はその権限行使について、被害者に理由を説明する義務があるとされている。
公判記録の閲覧、謄写（コピー）	被害者は刑事裁判（公判、略式）についての記録を見たりコピーしたりできる。被害者参加人の場合、第一回公判後から閲覧、コピーの申し出ができる。判決が確定するまでは裁判所、確定後は検察に申し出る。保管期間後は破棄される（罪名や刑罰によって保管期間は異なる）。加害者や関係者の個人情報は見えないように加工される。

公判前整理手続き	裁判官、検察官、加害者側弁護人が、第一回公判前に協議して審理計画を立てる仕組みのこと。原則的に裁判での争点、扱われる証拠や証人、裁判期日が決められる。裁判員裁判では、裁判員の拘束時間を短くする意味で、必ず行われる。被害者は検察官を通じ協議結果を聞いたり、要望を伝えることができる。地域によっては被害者参加人弁護士の同席が認められる場合もある。
証拠開示	公判前整理手続きにおいて、検察官は証明予定事実を記載した書面を、被告人または弁護人に送付することになっている。被害者の個人情報を秘匿して被告人や弁護人に証拠開示を希望する場合は、検察官に早めに申し出て秘匿方法を相談する必要がある。
国選被害者参加弁護士制度	被害者参加人が資力要件を満たす場合、国の費用で弁護士をつけることができる。弁護士を探すのは、法テラスに紹介を頼む、もしくは自分で見つけるといった方法がある。依頼したい弁護士が決まったら、法テラスに依頼の書類を提出する。資力要件は、現金・預金など流動資産の合計から今後 6 か月以内の犯罪行為を原因とした支出予定額（治療費など）を引いた額が、200万円未満であること。
犯罪被害者法律援助	法テラスが窓口となり、被害者に弁護士費用等を援助する制度のこと。資力要件は、現金・預金など流動資産の合計から今後1年以内の犯罪行為を原因とした支出予定額（治療費など）を引いた額が300万円以下であること。生命、身体、自由または性的自由に対する犯罪、および配偶者暴力、ストーカー行為の被害者や親族が、刑事裁判、少年審判等手続き、行政手続きに関する弁護士費用の援助を受けられる。
法テラス	国が設立した法的トラブル解決のための総合相談窓口で、正式名称は日本司法支援センター。困りごとに応じて問題解決するための法制度や手続き、適切な相談窓口を無料で案内してくれる。資力要件を満たせば、無料法律相談や、弁護士費用の貸付け、返済不要の支援制度もある。
証人の保護措置	法廷内で証言する際、①付き添い、②遮へい（ついたて）、③ビデオリンク（別の部屋と法廷をつないで、リモートで証言する）という 3 つの保護措置がある。いずれも検察官に早めに申し出る。
犯罪被害者等給付金	殺人などの故意の犯罪行為により、犯罪被害者遺族や、重傷病もしくは障害を負った犯罪被害者に対して労災保険等の公的給付や、加害者から十分な損害賠償を受けることができなかったときに、国が給付金を支給する制度のこと。申請期限は発生を知った日から 2 年以内、または発生日から 7 年以内である。①遺族給付金、②重傷病給付金、③障害給付金がある。事件を扱った警察署で確認する。

犯罪被害者等早期援助団体	被害後、再び平穏な生活を営めるようになるための支援が可能と都道府県公安委員会が指定した団体のこと。各都道府県に１つある。警察は被害者の同意を得て、被害者の氏名や住所、被害の概要について、この団体に提供できる。
被害回復給付金支給制度	犯人からはく奪した「犯罪被害財産」を金銭化して、「給付資金」として保管し、そこからその事件により被害を受けた人に給付金を支給する制度のこと。詐欺罪や高金利受領罪（出資法違反）は、その犯罪が組織的に行われた場合やいわゆるマネー・ロンダリングが行われた場合のみ、刑事裁判により犯人からはく奪(没収、追徴)できる。
被害者等通知制度	保護観察所、検察庁、矯正施設、地方更生委員会が連携し、刑事裁判や少年審判の結果、加害者の処遇状況、仮釈放審理の開始日・決定日、保護観察の開始日・終了予定日など加害者に関する情報を被害者等に文書等で知らせる制度のこと。検察官に希望申出書を提出する。
起訴	検察官が裁判所に被告人を処罰するために裁判を求めること。公判請求（法廷で開かれる裁判）、略式命令請求（非公開で行われる簡易な裁判）の二種類がある。
不起訴	捜査の結果、検察官が加害者を起訴しないと決めること。不起訴処分に関する不服申立ては、担当検察官への申し入れのほか、検察審査会への申立てという方法がある。
損害賠償命令制度	過失以外の事件の場合、刑事事件を担当した裁判所が有罪の言い渡しをしたのち、引き続き損害賠償請求についての審理も行い、加害者に損害賠償を命じることができるという制度のこと。審理は４回以内、印紙も2000円であり、あらためて民事裁判を提訴するより簡便である。ただし加害者側から、通常の民事裁判に移行するように異議が出ると、通常どおり民事裁判の部署に移って審理することになる。
性犯罪捜査証拠採取セットの整備	全国の都道府県警察は、性犯罪事件の認知後証拠採取を行うにあたって、犯罪被害者の精神的苦痛を軽減するため、証拠採取に必要な用具や当該被害者の衣類を預かる際の着替えなどをまとめた性犯罪捜査証拠採取セットを整備している。性犯罪事件において、産婦人科で証拠採取をする際、警察官が持って同行する。証拠として採用されるためには、早期に正しく採取される必要がある。そのためには、被害者が警察への届け出を望まないときでも病院拠点型の性暴力救援センターの一部で証拠を採取し、警察官が24時間以内に取りに行って15年間保管するなどの取り組みがある。

少年審判		加害者が未成年であった場合、家庭裁判所で少年審判に付されることがある。被害者には、意見聴取制度、少年審判の傍聴、審判状況の説明、審判結果等通知制度、少年事件の記録の閲覧・コピーなどの制度がある。
審判結果等通知制度		少年審判の場合であって被害者等からの申し出に基づき、少年の健全な育成を妨げるおそれがない場合、加害者の少年の氏名や審判結果などを通知する制度のこと。少年審判後は希望する被害者に対して、少年院の入院日や名称・所在地、少年院での教育状況、少年院の出院日、仮退院審理の開始日・決定日、保護観察開始日・終了予定日、保護観察中の処遇状況等を通知する。
医療観察法		心神喪失等の状態で重大な他害行為を行った者の医療及び観察等に関する法律（医療観察法）のこと。心神喪失等の状態で重大な加害行為を行った者に対し、適切な医療を提供し、社会復帰を促進することを目的とした法律である。心神喪失、心神耗弱の状態での犯行と確定された場合、不起訴または無罪等が確定するため、通常被害者が裁判所などで受けられる支援制度が使えない。 被害者保護のためには審判の傍聴や審判結果の通知、その後の処遇の状況等に関する情報提供が受けられる。希望する場合は、最寄りの保護観察所の社会復帰調整官室長に相談する。

要保護児童対策地域協議会	要保護児童等への適切な支援を図ることを目的に地方公共団体が設置・運営する組織のこと。
要保護児童	保護者のない児童または保護者に監護されることが不適当と認められる児童のこと。
要支援児童	保護者の養育を支援することが特に必要と認められる児童のこと。
特定妊婦	出産後の養育について出産前において支援を行うことが特に必要と認められる妊婦のこと。
要保護児童対策調整機関	要保護児童対策地域協議会に関する事務を総括するとともに、要保護児童等に対する支援が適切に実施されるよう、要保護児童等に対する支援の実施状況を的確に把握し、必要に応じて、児童相談所その他の関係機関等との連絡調整を行う機関を指す。
主担当機関	要保護児童対策地域協議会で管理中のケースに対して児童相談所または市町村のうち、全体の進行管理の責任主体である機関を指す。
主たる支援機関	要保護児童対策地域協議会で管理中のケースの支援対象児童等に対して、必要な支援を主に行う機関を指す。
司法面接	児童相談所・警察・検察・医療による多機関連携チーム（Multidisciplinary Team：MDT）の枠組みのなかで、専門的訓練を受けた司法面接者が実施する面接のこと。
アセスメント	客観的に評価や査定をすること。みえている現象や背景など多角的に情報を収集して、複数で協議し、決定していくこと。
リスクアセスメント	虐待の発生に結びつきやすい危険因子（リスク）について評価を行うこと。一般的には、リスクが高い場合、リスクの軽減策を検討し、その方策を実行すること。
ケース移管	要支援児童等およびその家庭について、居住地を管轄する市町村が援助等を実施している間に、管轄区域外に転居した場合、援助方針が決定していない継続調査中のケースを含めて、転居先を管轄する市町村に対し当該ケースへの対応を公式に引き継ぐこと。

情報提供	要支援児童等およびその家庭について、居住地を管轄する市町村の援助等により状況の改善が認められケースを終結したが、管轄区域外に転居した場合、今後虐待の再発や養育上の問題が生じる可能性等を勘案し、転居先を管轄する市町村に対し当該ケースの情報の引き継ぎを行うこと。
反応性アタッチメント症	養育環境に問題があることを背景要因として、子どもが大人の養育者に対して子どもらしい生き生きとした感情を示さない場合に反応性アタッチメント症と診断される。
脱抑制型対人交流症	養育環境に問題があることを背景要因として、子どもが見知らぬ大人に過度になれなれしくふるまう場合に脱抑制型対人交流症と診断される。
プレイセラピー	言葉を用いずに、遊びという手段を使って治療者と子どもが通常1対1で行う心理療法のこと。
レジリエンス	逆境体験や被害体験といった困難な状況から脱し、回復していく力のこと。もともとは物理学で外から力を受けても折れずにしなやかにもとに戻る弾力性として使われた用語である。
ネグレクト	養育責任を果たさずに、放置すること。家に閉じ込める、食事を与えない、ひどく不潔にする、自動車の中に放置する、重い病気になっても病院に連れて行かないなどがあげられる。
マルトリートメント	虐待とネグレクトを総称する用語である。英語のmaltreatmentをカタカナで表記することが多いが、「不適切な養育」等に翻訳されることもある。

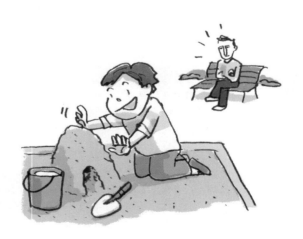

編者・執筆者一覧

■編者

大岡　由佳　武庫川女子大学心理・社会福祉学部社会福祉学科准教授
part0、part1、part3、part4、part6、part8-1、part8-2-⑥⑦⑧⑨⑪、part9

■執筆者、点検者

浅井　鈴子　兵庫県立尼崎総合医療センター小児科こども家族支援室医療ソーシャルワーカー
part1 コラム、part7 コラム、part8-2-③、用語集

石井　涼子　公益社団法人被害者支援都民センター犯罪被害相談員
part1 コラム、part3 コーヒーブレイク

石本　宗子　社会福祉士
part8-2-⑤、part8 コーヒーブレイク

伊藤冨士江　上智大学客員研究員
part2 コラム、part5 コラム

稲吉　久乃　中野区健康福祉部福祉推進課犯罪被害者等相談支援窓口相談支援員
part4 コーヒーブレイク、part5、part8-2-①②⑩、用語集

大江美佐里　久留米大学保健管理センター准教授／久留米大学医学部神経精神医学講座
part2-1・2、part2 コラム、用語集

大塚　淳子　帝京平成大学人文社会学部人間文化学科教授
part7、part8-2-④

奥村　昌裕　奥村昌裕法律事務所弁護士
part3、part6

柿原　学　柿原法律事務所弁護士
part3、part6

木村　弘子　大阪被害者支援アドボカシーセンター事務局長
part7 コーヒーブレイク

木本　克己　横浜市市民局人権課犯罪被害者等支援担当
part7-5

鴻巣たか子　犯罪被害者団体ネットワークハートバンド
part2 コーヒーブレイク、part3 コーヒーブレイク

坂本　理恵　性暴力救援センター日赤なごやなごみ医療ソーシャルワーカー（社会福祉士・精神保健福祉士・公認心理師）
part6 コーヒーブレイク

佐々木祐子　横浜市健康福祉局障害福祉保健部こころの健康相談センター依存症等対策担当係長（元横浜市市民局人権課犯罪被害者等支援担当）
part7-5

菅原　朋子　ティーペック株式会社大阪 EAP センターサブチーフ
part9 コラム

辻内　衣子　東京都総務局人権部人権施策推進課被害者等支援専門員
part7-6

中村　舞斗　NPO 法人虐待どっとネット代表理事
part1 コーヒーブレイク

乗木　亜子　東京都総務局人権部人権施策推進課被害者支援連携担当課長
part7-6

平岡　靖治　さぽちゃい
part1 コーヒーブレイク

毎原　敏郎　兵庫県立尼崎総合医療センター小児科長
part2 コラム、part4 コラム

栁田　多美　TICC 研究員
part2-3・4

横田　美雪　東京都総務局人権部人権施策推進課被害者等支援専門員
part7-6

トラウマインフォームド
サポートブック

犯罪、虐待、いじめ、DV、災害などの
被害者支援のために

2023年4月20日　発行

編　著　大岡由佳
発行者　荘村明彦
発行所　中央法規出版株式会社
〒110-0016
東京都台東区台東3-29-1　中央法規ビル
TEL 03-6387-3196
https://www.chuohoki.co.jp/

印刷・製本 ：株式会社太洋社
ブックデザイン・イラスト：mg-okada

ISBN978-4-8058-8882-7